学习型医院技能培训机构体系化建设

Learning-type Hospital Construction by the Aid of Systematic Building of Hospital Skill Training Institution

吴少平　著

科学出版社
北京

内 容 简 介

目前，我国医院日益重视教育、教学工作，格外关注技能培训业务，但仍存在思路不够开阔、举措缺乏创新的问题。对此，本书提出了构建医院技能培训机构是创建学习型医院有效途径的论断，剖析了医院技能培训机构设计的内涵标准，并从规划建设、机构运行管理两个层面阐述了实施相关工作的目标思路、核心内容与关键策略。对于我国医院现阶段如何建设技能培训机构，如何借此转型升级进而创建学习型医院，均具有一定的理论参考意义和实践指导价值。

本书填补了我国医院建设技能培训机构和创建学习型医院两个研究领域专著出版的空白，可供医院技能培训工作者和医院管理人员阅读参考。

图书在版编目（CIP）数据

学习型医院技能培训机构体系化建设 / 吴少平著. —北京：科学出版社，2021.7

ISBN 978-7-03-069253-5

Ⅰ. ①学… Ⅱ. ①吴… Ⅲ. ①医院–培训–组织机构–建设–研究–中国 Ⅳ. ①R197.32

中国版本图书馆 CIP 数据核字（2021）第 118268 号

责任编辑：周　园 / 责任校对：宁辉彩
责任印制：李　彤 / 封面设计：陈　敬

科学出版社 出版
北京东黄城根北街 16 号
邮政编码：100717
http://www.sciencep.com
北京凌奇印刷有限责任公司 印刷
科学出版社发行 各地新华书店经销
*
2021 年 7 月第 一 版　开本：720 × 1000　1/16
2022 年 1 月第二次印刷　印张：12 1/4
字数：240 000
定价：69.80 元
（如有印装质量问题，我社负责调换）

前　言

为贯彻落实《国家中长期教育改革和发展规划纲要（2010—2020年）》《中共中央 国务院关于深化医药卫生体制改革的意见》，加快推进临床医学教育综合改革，教育部、卫生部于2012年决定共同实施卓越医生教育培养计划。通过有序有效推进该计划的全面实施，培养一大批高水平医师；培养一批高层次、国际化的医学拔尖创新人才；培养大批农村基层实用型全科医生，为推进健康中国建设提供人才支撑。

三五年前，我国一些医院紧锣密鼓地启动了技能训练室建设工作，但如今已有偃旗息鼓之势。十余年前，学习型医院建设也曾是一个热门话题，但迄今很少听闻建成的案例。

三五年内，建好医院技能训练室比较容易，带领一所医院走出困境，做强做大，也并非难事，而要让一所医院脱胎换骨，跨越式建成学习型医院，则十余年内几乎无可能。这并不是因为医院管理者们因循守旧、畏惧创新、不敢突破，而是因为难度太大、历程漫长。基于个人的工作经历，我对如何从医院技能培训业务入手，创建学习型医院进行过一些思考，现整理成书，希望对我国医院技能培训业务的发展有所帮助，抑或能给我国医院建设管理者们一些启迪。

全书共分两篇，分别从医院决策管理和培训机构管理两个层面讨论如何体系化建设医院技能培训机构，隐性思考的则是如何打造学习型医院。鉴于上述问题难度较大而笔者水平有限，因此偏颇之处难免，敬请同行批评指正。

本书由成都市医学科研课题项目资助，撰写过程中得到了刘洪先生、唐曦女士、江俊女士的大力支持以及郭娟女士、苏州智昕医教科技有限公司、成都展宇科技有限公司的无私帮助，在此一并表示由衷的感谢。

吴少平

2020年7月

目　录

上篇（医院篇）　医院技能培训机构规划建设

下篇（机构篇）　医院技能培训机构运行管理

上篇（医院篇）　医院技能培训机构规划建设

导 语

千头万绪的医院建设工作，重在技术与服务，要在管理与运营。医院管理与运营的目标，不外乎追求今天工作的“花繁叶茂”与明天事业的“根深蒂固”，前者离不开实事求是、因地制宜之“策”，后者则要有追本求源、敢于创新之“略”，而构建医院技能培训机构就是其中的策略之举。

本篇规划的医院技能培训机构，不同于我国医院现有的临床技能训练中心，它是医院独立设置、规模最大的业务科室，它以医院临床诊疗、运营管理、工勤保障三类技能培训为主要任务，能满足医院各类人员接受医学院校教育、毕业后教育、继续医学教育三阶段技能训练的需求，是现代医院竞争力的核心所在。其建设需要医院根据自身状况适量投入经费，但总体上仍以医院内部现有资源的整合与利用为主。这样的技能培训机构建设门槛其实不高，对于国内多数医院建设可能都有借鉴价值，但是体系构建、模式创新并非易事，作为策略之举，它必然会产生牵一发而动全身的效应。

本篇共分五章，以医院决策层为主要读者对象。在梳理医院技能培训业务及其组织机构历史与现状的基础上，本篇分析医院技能培训机构建设的形势任务与发展趋势，着重讨论新型医院技能培训机构建设的内涵，具体阐述规划设计如何组织、发展目标如何定位、岗位如何设置、运行机制如何设计、基础条件如何建设等技术性问题，旨在引导医院建设者深入思考如何借助发展技能培训业务促进医院转型升级这一基本性、全局性的问题，并给医院开展培训机构建设工作提供系统性、具体化的参考方案。

不忘初心，方得始终。功崇惟志，业广惟勤。身处以促进人类健康为目标的医疗行业，个体的力量毕竟有限，只有搞好全员培训业务才能壮大力量，持续发展。当前，我国不少医院已建成临床技能训练室或培训中心，也更加重视继续医学教育工作，但医院为什么要参与技能培训工作，能否通过模式创新更好地发挥其作用，恐怕仍是医院管理者和员工们需要深思、领悟的问题。对于那些仍将“如何兴院、强院”作为议论焦点却还未得其解的医院来说，创建医院技能培训机构或许就是解锁的钥匙。明白这个道理，此项工作的开展才能做到目标清晰、信念坚定，才会有“纲举目张”之后的基础建设、组织建设和制度建设的顺利实施，也才能保证机构建成后的顺畅运行和快速发展。

初心既定，一往无前。上下齐心，同欲者胜。虽然本篇内容是以医院决策层为主要读者对象，以为决策层决心和愿景的树立为主要目的，但是新型医院技能培训机构的建设毕竟是一项新鲜事物和系统工程，一旦失去管理层的果断落实和执行层的努力付出，再完善的方案也不可能达成美好的愿景，因此本篇许多内容也值得医院管理层、执行层相关人员去深入了解和思考。只有当医院技能培训机构的目标定位、发展规划内化为决策层、管理层和执行层的共识与行动准则时，理想的医院技能培训机构才有可能高效率、高质量地建成。

第一章　医院技能培训业务概述

技能培训在医院、医学院校里时时刻刻都在发生，可谓是医疗、高等教育两个民生行业之间在业务上最显性化的纽带。也正是因为它的司空见惯，医院、医学院校的许多人，甚至包括一些管理者对于医院技能培训的历史现状分析、发展趋势研究等的关注度有所下降。但是，站在21世纪的今天，面对世界百年未有之大变局，身处急剧变革的医疗、医学教育行业，大家有必要再次梳理医院技能培训业务的发展脉络，重新思考医院技能培训业务的发展方向与价值，这是医学教育工作者的责任，也是医院建设者的机遇。

为此，我们站在促进医院发展的角度，以引导医院管理者重视医院技能培训业务为主要目的，对医院技能培训相关概念进行介绍，并着重阐述临床、运营管理和工勤保障等技能培训的发展历程、方法手段、现实问题和发展趋势，进而探讨在医学教育和医疗卫生改革的背景下发展技能培训业务对于推动医院建设的重要意义，旨在探讨医院大力发展技能培训业务"要不要做"这一决策性问题。

第一节　医院技能培训基本概念

医院日常工作中，培训活动司空见惯，其中有些活动以"技能"冠名但内容并不完全相符，有些活动内容相符但所用方法手段可能不妥。为便于更好地分析医院技能培训活动，现将与之相关的概念性与事实性知识归纳如下。

一、技　　能

技能是运用知识和经验执行一定活动的能力，是个体在已有知识经验的基础上，经过练习形成的对待某种任务的智力或躯体活动方式。前者被称为心智技能，是抽象思维因素占据主要地位的智力活动方式；后者被称为操作技能，是系列合理、完善的动作程序构成的操作活动方式。娴熟的技能会形成肌肉记忆与神经条件反射，一旦掌握就不容易被遗忘。

技能是不同于知识的一个概念。通俗地讲，后者是懂得为什么，前者是知道如何做，简而言之就是知与行的区别。有些一般性知识与技能之间的联系十分直接，只要懂了也就会做了，两者似乎难以区别，其实不然。以"鸡蛋立起来"为例，当你懂了"鸡蛋重心与支点处于同一条铅垂线，就能保持稳定状态"的知识，你也就知道了如何去操作，但是这并不代表你已经掌握"鸡蛋立起来"的技能，只有经过反复练习之后能够做到，才能说明你掌握了这项技能。

技能的概念虽然不同于知识，但两者有很多共同点。首先，两者都是能力的组成要素，所谓有能力就是既要懂得，又要会做，且能做成。其次，知识与技能都是通过后天学习获得的，即通过“学”获取知识与技能，通过“习”巩固知识与技能，两者都需要经过反复记忆、理解或训练，才能牢固或熟练地掌握。生活中，也有人将“学”理解为掌握知识，将“习”理解为训练技能，这种理解虽不准确，但能够体现“动手实践”对于掌握技能的重要性。

技能与知识不仅具有共同点，两者的联系也很紧密。技能是知与行的结合，其训练过程会受到认知深度的影响，反过来又能促进对知识的理解。技能与知识的紧密联系，要求我们在培训工作中切不可只重知识、轻技能，但也不可只重技能、轻知识。设计培训方案时，一定要有针对性地分析培训项目及受训对象的特点，有的要强调学而知之、知而后行，有的则要鼓励先行先试、先试先改。

二、医院技能

医院技能，即医院工作技能或医院员工技能，是从事医院运营管理、临床诊疗、工勤保障等各岗位工作人员履行职责必须具备技能的统称。

医院运营管理岗位技能主要包括策划、组织、交流互动、信息分析决策等方面的技能。医院临床诊疗岗位技能主要包括疾病诊疗、护理、预防、康复、营养等方面的技能。医院工勤保障岗位技能主要包括消防、保卫、物资设备保障、信息技术、基建、保洁、照护等方面的技能。这些不同的岗位所需要的工作技能各不相同，每一岗位所需要的技能按照难易程度又可以分为一般性技能和职业技能。

医院多数工作岗位对于员工知识技能都有基本要求，如对于医生、护士、技术员、会计、水电工、驾驶员、保洁员、医疗照护人员都有职业资质要求。其中的技能要求，大多属于该岗位的一般性技能。

本书所述机构培训的技能主要是医院各岗位工作所需要的职业技能，而非一般性技能。对员工个体而言，这些职业技能的提升是永无止境的；对一所医院而言，如果各岗位员工都做到了人岗相适，都拥有了高超的职业技能，那么这所医院的核心竞争力就会很强，卫生服务等各项业务的质量与水平也会很高。

三、技能培训

技能培训是给无经验或有经验的受训者传授完成某种行为所必需的技能或技巧的过程。技能培训活动也可能包含知识培训的内容，但这些知识主要是给无经验的受训者有选择性地设置的，且占比不高，其目的是保证技能培训的顺利推进。

技能培训注重的是某项技能的提高，能直接增强受训者的职业竞争能力，对于受训者及其单位来说都是有收益的活动，因此在技术性较强的行业中广受重视。

技能培训与知识培训一样，具有“培训”不同于“教育”的共性特点。例如，培训一般由机构组织，而非院校组织；培训学员居于培训活动的中心地位，而教育是强调要以学生为中心；培训学时较短，而教育的学时较长；培训项目主要面向企业或单位，特别强调实用性和针对性。

技能培训，不管是心智技能培训还是操作技能培训，都具有不同于知识培训的一些特点。例如，技能培训师必须娴熟掌握技能，对其中的重点、难点及要领有深刻的体会和领悟；必须使用与实际生产活动近似的培训工具，不能以多媒体设备或语言替代培训工具；培训组织方式以自我训练为主，也可以采用同伴互助训练或小组训练的方式，一般不宜采用团队训练的方式；培训设计方案通常采用过程分阶段、内容分模块的模式；考核的方式主要是实践操作，而不是理论答题。

第二节　医院技能培训发展概况

医院是以诊疗疾病、照护患者为主要目的的机构。现代医院不同类型工作岗位出现的时间先后不一，对应的技能及培训的发展历史也就各不相同。其中，卫生技术岗位中的临床诊疗技能（简称临床技能）出现最早，临床技能培训的历史最为久远，而运营管理和工勤保障等岗位出现较晚，相应技能培训的历史也较为短暂。

一、临床技能培训发展概况

医学因病而生，始于实践，历经实践—理论—实践—理论的循环往复，走过了史前文明（约公元前 3500 年之前）、古代文明（公元前 3500 年—公元前 1000 年）、古典文明（公元前 1000 年—500 年）、中世纪文明（500 年—1500 年）到近现代文明的漫长历程，由神明模式、自然哲学模式到生物医学模式，再到生物-心理-社会医学模式，一直以防病疗疾、解苦安宁为最终目标。

医学进步得益于传承与创新，其始终建立在临床实践与探索的基础之上，处处镌刻着时代的烙印。中世纪以前，临床技能的传承主要采用“师带徒”模式，其训练一般在人体实施。中世纪，陆续出现了天圣针灸铜人、教授接生技巧的人体模型、人体解剖模型等培训器具。近现代大学出现之后，临床技能培训又出现了学生之间角色扮演练习问诊和体格检查，借助于橘子练习注射，以及用布料、动物皮肤练习缝合技术等模拟训练方法，继而出现了“模拟医学教学”的概念。

从“人体实训”到“模拟训练”，再到“模拟医学教学”，临床技能培训的方法手段、应用范畴和价值体现都发生了根本的转变。

（一）方法手段的进步

教学用具、器材的应用和发展是临床技能培训方法手段发展的重要标志。仿真、可反复使用是临床技能模拟训练用具、器材的基本特点。依此特点进行划分，临床技能模拟训练方法手段的进步大致经历了以下相互交错的四个阶段。

第一阶段：以人体解剖绘图、模型为主，可满足人们经过反复训练认识人体、描述疾病的需求。其中，我国的《新铸铜人腧穴针灸图经》、针灸铜人，西方的达尔文人体解剖图谱、人体模型等最具代表性。这些绘图、模型分别作为我国的《黄帝内经》《难经》和西方的盖伦《医经》、维扎里《人体构造》等医学理论传承中可反复使用的训练载体。

第二阶段：以简单易得的材料为主，主要满足人们反复练习医学操作基本技术的需要。其中，最具代表性的无疑是我国的袋装笔管模拟整骨训练，西方的用橘子练习注射，以布料、动物皮肤练习缝合技术，以及动物外科手术训练等。至于学生之间角色扮演问诊和体格检查，因其具有简单易得、可反复演练的特点，也可以归入这一阶段。

第三阶段：以人体仿真材料的出现为标志，用其制造出的局部或全身的解剖与疾病仿真模型，可满足绝大多数无创、有创检查和治疗技术训练的需要。其中，最具代表性的方法手段无疑是生理驱动型模拟系统，该系统具有高科技、高仿真的特点，能全面模拟患者生理功能、病症表现及治疗后变化，与诊断技能、内外科操作技能的训练相结合，可以开发出许多训练科目/课程。

第四阶段：以计算机虚拟现实技术的出现为标志，可提供虚拟的逼真医疗场景，三维可视化操作对象让受训者有质感、可交互的感受，仿佛将临床技能训练拉回到了“人体实训”的年代。在技术上，它以仿真实体器材“虚拟化”的方式实现了模拟训练仿真、可重复使用的要求，将成为未来临床技能训练的主要方法手段。

（二）应用范畴的拓展

伴随着临床技能训练方法手段的进步，临床技能培训应用范畴得到了不断拓展。总体上，古代临床技能培训的应用范畴较为单一，主要用于医学理论的直观展示与传承；近代临床技能培训的应用范畴有所拓展，涌现了不少疾病诊疗操作模拟训练的方法手段；而现代临床技能训练在经济发展和技术进步的保障之下，正逐步迈向一个无比广阔的空间。

理论上，今天的人们可以按照仿真模拟的要求建设模拟医院，制造各种疾病患者和各类医学仪器设备的训练模型，也可以运用虚拟现实技术制造医院、患者和医学仪器设备等虚拟交互训练系统。借助于这些现代化的模型、系统，人们就可以在模拟真实的场景之下开展从门急诊到住院，从诊断到治疗，从诊疗到服务，从技术到人文，从业务到管理运营等各方面的技能训练工作。

现实中，当今医院或院校临床技能培训的业务范畴还很有限，为便于读者在规划建设临床技能培训机构时更好地审视自我、明确方向，我们以可培训的项目种类与技术难度为标准，将现有的临床技能培训业务简单地划分为以下两个层次。

第一层次：以临床基本操作技术培训为主要内容，包括内、外、妇、儿、急诊、康复、护理等临床专业科室常用单项或综合性操作技术的培训，可满足从院校学生到低年资住院医师的技能训练与考核需求。

第二层次：在第一层次基础上，可开展临床诊断思维、各种功能检查及专科高级操作技术的培训业务。其中，功能检查技术至少应该包括医学影像、检验、病理、电生理等技术，专科高级操作技术至少应该包括腹腔镜、数字减影技术，甚至达·芬奇手术机器人等技术。该层次可满足从院校学生到中高级医师的技能训练与考核需要。

按照上述层次分类标准，我国医学院校和多数医院开展的临床技能培训业务还处于第一层次，即使其中的部分单位购置了虚拟现实训练设备，但训练内容也仍以单项操作技能或简单的综合操作技能为主，总体上都是在开展医学院校教育阶段的工作。

第二层次培训业务需要配置一些价格昂贵的训练仪器设备，目前只有一些实力雄厚的医学院校附属医院才能拥有，同时这些仪器设备也为其专科技术的发展和专科影响力的提升提供了硬件保证。此外，该层次训练项目中的心智技能培训一直都是难点，做好这些项目需要培训教师付出很多的心血。

（三）价值体现的转变

不管是古代还是近现代，临床技能训练的目的都在于培养人才和传承技术。在当代社会经济大发展的背景下，不同社会意识形态的国家都纷纷将医疗、教育视作民生之本，而将医院技能培训作为医疗、医学教育两个行业的业务交集点，其重要价值自然是毋庸置疑的。

我国作为经济快速增长的最大发展中国家，近20年里高度重视临床技能训练工作，目前已转向医院广泛重视临床技能培训业务的新阶段，这种转变的缘由和意义主要体现在以下两个方面。

（1）医院开展临床技能培训业务将成为高等医学教育教学改革的主要着力点之一：1993年，英国医学总会出版的医学教学改革蓝本《明日的医生》提出了简化医学本科课程，加强对医学生的协调沟通能力培养和临床技能培训的呼吁。发展至今，已形成了高等医学教育“以岗位胜任力为导向，以问题为基础，以学生为中心”理念下的改革模式。近年所提倡的以问题为基础的学习（PBL）教学方法应用、形成性评价改革等就是落实“以问题为基础，以学生为中心”理念的具体体现。至于医学毕业生“岗位胜任力”，按照1999年美国毕业后医学教育认证委员会的定义，它被概括为照顾患者、医学知识、基于实践的学习和改进、人际沟通能力、职业精神和素质、基于系统的实践六个方面的能力。

既往的临床技能培训主要由医学院校承担，但是在上述医学生岗位胜任力的具体内容中，临床技能、沟通交流、职业精神、团队合作、健康教育等许多能力的培训已经超出医学院校教师的能力范围，这些技能培训项目将只能由医院培训教师承担。由此，依托医院建设临床技能培训机构将成为医学院校教育教学改革的必然举措，医院也将因此在医学临床教育教学工作中扮演更重要的角色。

（2）开展临床技能培训业务将成为影响医院建设和发展的核心工作内容之一：从现状来看，医院不开展临床技能培训业务，就很难成为大学的实习基地、教学医院或附属医院，更难成为国家专科医师、住院医师或助理执业医师的培训基地，失去这些资质，就意味着医院品牌效益的锐减和劳动力成本的骤升。

从发展来看，医院的未来发展取决于人才的培养、储备和聚集，如果一所医院没有临床技能培训能力，就不能给青年医师提供客观结构化临床考试（objective structured clinical examination，OSCE）训练的最基本条件，更无法承担住院医师培训、专业学位研究生兼职培养等职责。失去了人才培养功能，就意味着医院优先选择人才权力的丧失，而医院一旦失去了人才聚集优势，则其在行业内的影响力必然会持续下降，未来的建设和发展也将无从谈起。

二、运营管理与工勤保障技能培训发展概况

医院运营管理与工勤保障是医院诞生之后才出现的工作种类。随着社会的发展，世界各地医院的运作方式逐渐趋同，医院运营管理与工勤保障要求也趋于标准化，相关技能的规模化培训也就有了实施的可能。

（一）医院发展简史

据记载，世界最早的医院雏形诞生于中国周代，最早的西医医院诞生于苏格兰，约有2000年历史。古代的医院也有公立、私营之分，其管理保障工作应该也有其相应的模式，这些模式虽然已难考证，但可以推测，这些医院管理保障工作技能的培训方式多半与临床技能“师带徒”的模式相仿。

19世纪中叶，人类社会迈进工业化时代，生产水平迅速提高，社会经济快速发展，医院建设的物质条件和社会需求不断提升。在社会、劳动、专业分工加剧的背景下，医学科学技术和医院建设管理的水平都取得了质的飞跃。20世纪40年代，人类社会开始迈向后工业化时代，以提供和改进公共卫生、疾病医疗和有关事项

的教学与训练为职能之一的世界卫生组织（World Health Organization，WHO）也于同期正式成立，全球范围内医院的交流和发展进入了新的历史阶段。目前，我国也已经迈入了后工业化时代，我国医院建设发展也已经接近了全球先进国家的水平。

（二）医院运营管理与工勤保障技能培训简况

当前，医院运营管理与工勤保障工作的主流方法和模式仍然是精细化管理。所谓精细化管理，源于20世纪50年代大野耐一等创造的"丰田生产方式"，后被引入医疗界，并于20世纪90年代中期在美国医疗界掀起了精细化管理的学习高潮，梅奥诊所、约翰·霍普金斯医院都是精细化管理模式的现实成果。之后，介绍梅奥诊所的《向世界最好的医院学管理》、马克·格雷班所著的《精益医院》、我国易利华教授的《医院精细化管理概论》等著作都对医院精细化管理的理论及其在医院管理中的诸多应用进行了论述。

医院精细化管理既适用于运营管理与工勤保障工作，也适用于医疗技术服务工作。这是一种文化理念，也是一种方法实践，特别强调工作的标准化、系统化、持续化和制度化，特别注重发现、分析和解决问题的效能。作为方法，精细化管理需要运用戴明环（PDCA 循环）等质量管理工具，以及鱼骨图、控制图、散点图、直方图、检查表、分类法等具体技术。因此，其对信息技术、人工智能技术的依赖性很高。

近年，我国医院正在深化或推进等级评审、国际医疗卫生机构认证联合委员会（JCI）认证、（疾病）诊断相关分类（DRGs）付费改革等工作，医院精细化管理的理念与方法在其中都得到了广泛的应用和探索，各个医院对于相关理念与方法的培训活动的重视程度也达到空前的高度。

医院运营管理与工勤保障的目标始终是节约资源降成本、合理配置增效率。围绕着这个根本目标，探究医院运营管理与工勤保障工作的发展历史，可以推断与之相应的技能培训工作大致经过了少量人员"师带徒"、本院人员"内部培训"、行业人员"互学互训"三个发展阶段，目前正处于第三个发展阶段的"全球一体化"时期。

前文中，我们将现有的临床技能培训业务简单划分出了两个层次，在这两个层次之外，我们将医院运营管理、工勤保障及医学人文素养、人际沟通等技能培训业务单独列为一个类别，也可称为第三层次。第三层次培训业务的新增项目大多属于医院管理软科学领域，其对于硬件设备的依赖性不强，但对所在医院整体管理水平及行业内声誉的依赖性极高。这些管理方面的培训项目在多数医院其实都有开展，但大多没有形成体系，也很少有医院将其划入医院技能培训业务的范畴。因此，其培训标准与质量高低不等，总体上还难以称为技能培训课程。

将第一、二、三层次技能培训的内容合并起来，基本上汇总了医院门急诊、住院部、行政后勤等各个部门或医、教、研、管各项工作所需要的全部技能。这样的培训业务将能够满足从院校学生到医疗行业各类各级人员的技能训练与考核需要，但截至目前还很少有医院做出这样的全面尝试。

总而言之，医院运营管理与工勤保障培训的历史较短，现阶段培训的内容仍以知识理论为主，技能培训课程/项目还没有形成体系，技能培训的方法手段更有待进一步完善和开发。

第三节　医院发展技能培训业务的重要性

医院日常工作中，无时无刻不在开展着技能培训活动。从医院之间相互学习的角度来看，实力雄厚的大型医院既具备开展临床技能培训业务的基础条件，也具备运营管理与工勤保障技能培训的优势，应是医院技能培训业务市场的供给方；而多数普通综合医院开展临床诊疗、运营管理与工勤保障技能培训业务的基础条件和水平都存在不足，应是医院技能培训业务市场的需求方。但是目前，这项业务供需之间还存在着矛盾，一方面，众多医院具有较大的医院技能培训业务需求；另一方面，少数先进医院对于医院技能培训业务市场的兴趣似乎不大，能够提供的产品也还不够丰富，或缺乏针对性。

先进医院要不要重点发展技能培训业务，普通医院要不要新建技能培训业务，这既取决于它们自身的实际状况和发展规划，也取决于发展或新建医院技能培训业务能给它们带来多少收益。

当前，医疗改革的不断深入倒逼着医院转型发展，这是众多医院共同面临的生存压力。同时高等医学教育正在推进学术型、应用型分类办学的改革，致使临床教学资源需求不断增大，这是众多医院共同面对的发展机遇。面对这样的挑战和机遇，先进医院需要关注医院技能培训业务市场的需求，不断提高培训业务水平，否则就可能逐步丧失优势地位；而普通医院如果能够果断放弃“接受培训者”的角色，主动去创建医院技能培训业务，积极转向“开展培训者”的角色，它们就可能实现跨越式的发展，因为“开展培训”总是比“接受培训”更能促进个体和团队能力的提升。

一、医院发展技能培训业务是行业外部形势变化的要求

（一）社会发展对医院开展培训业务提出了诉求

当今世界，和平与发展是时代的主题，而发展必须以人为本，这一理念已被全球普遍接受，并正在深刻地影响着政府机关、企业管理、交通运输、批发零售、金融保险、公益、服务、教育、医疗等众多行业。以人为本，首先要关注人的健

康，这是人类发展不变的主题，而促进人类健康的主要途径就是发展医疗以保障人的身体健康，以及改进教育和环境以促进人的心理健康。医疗、教育两个行业的改革受到了世界各国，特别是发达国家和世界新兴经济体的高度关注。但是直至今天，医疗改革仍旧是世界性难题，高等教育改革虽然被认为是世界发展的新动力，但对于世界各国来说同样是一个难题。

社会发展，要求不断提高医院品质，但提高医院品质不能过多地增加成本。在医院品质中，临床品质的提高主要依靠卫生技术人员数量、素质的提升，服务品质的提高主要依靠硬件环境、管理流程、医疗费用及服务态度等的改进。其中，提高卫生技术人员素质、改善管理流程、降低医疗费用、改进服务态度等增加的经济成本相对较小，也比较容易成为社会关注的焦点，已经引起了医院管理者的广泛重视。但是，这些措施经济成本虽小，组织管理成本却不小，离开了高质量培训业务的支撑，其收效一般难以得到保证。

（二）医学教育对医院培训业务提出了更多需求

近年来，我国医学高等院校按照“管办评”分离的政策要求开展了评估、认证、专业学位研究生培养等许多改革工作，重点目标是提高临床医学人才培养质量，因为它直接关系到医疗技术质量这一医改最深层次的问题。但是，临床医学人才培养质量不高的责任不能完全归结于院校，而应该由院校和医院共同承担，因为医学技术人才培养强调的是终身教育，高等医学教育不过是其中的基础阶段。

医学教育改革历经科学主导、问题主导，目前已进入体系主导的第三次革命阶段，其导向是强调医生岗位胜任力，其目标是建立现代医学教育体系。其中的两个具体内容：一是教学方法上医学模拟教育的兴起；二是理念上医学的人文本源回归。其具体落实则要求由医学院校引领，坚持“医教协同”途径，由教育、医疗两个行业共同努力完成，而技能培训则是两个行业的业务交集点和改革着力点。

2007年1月，经中华人民共和国国务院批准，教育部、财政部正式启动了“高等学校本科教学质量与教学改革工程”（简称质量工程），明确提出实验教学示范中心要从全局的高度认识示范中心服务地方社会、发挥示范辐射作用的要求，由此逐步确立了医学院校对医学教育改革的引领地位。

2016年，中共中央、国务院印发了《“健康中国2030”规划纲要》，确定了“共建共享、全民健康”的健康中国战略主题，明确了必须遵循的健康优先、改革创新、科学发展、公平公正四大原则，以及分两步走的建设思路。随后，国务院办公厅印发的《关于深化医教协同进一步推进医学教育改革与发展的意见》于2017年7月发布，明确了加快构建标准化、规范化医学人才培养体系，全面提升人才培养质量；促进医学人才供给与需求有效衔接，全面优化人才培养结构；创新体制机制，加强医教协同管理；完善人才使用激励政策；完善保障措施这 5 个方面 17 个具体建设工作内容，从而给医疗行业参与医学人才培养体系建设提出了明确的要求并指明了方向。

在上述国家战略的引导下，医疗机构在医学人才培养工作中承担的任务必将不断加大，以医院技能培训业务为统领的各项建设工作压力必将持续增加，紧迫感必将越来越强。

二、医院发展技能培训业务是自身建设发展的需要

（一）发展技能培训业务是医院人才竞争的需要

医院竞争终归是医学人才的竞争，这是事关医院发展或衰退，生存或衰亡的关键所在。在我国医疗行业内部，技能培训业务的相互竞争看似波澜不惊，实则已展开，因为这是医学人才培养高地和医学人才优先选拔权的争夺。

我国医学人才的培养高地，目前主要被医学院校附属医院、教学医院，以及 2018 年启动的国家临床技能培训中心获批单位所占据。未来，判断一所大型医院是“强壮”，还是“虚胖”，能否跻身医学人才培养高地将是一个有效的衡量指标。因此，对于新医疗改革进程中可能最早、最剧烈地受到冲击的大型医院来说，具备承担临床教学任务的能力将变得十分重要，而临床技能培训能力则是其中的关键。

实施临床技能培训，最好的实践对象无疑是患者真实的身体，但是随着社会的进步和医学教学要求的提高，在患者身上学习和演练临床技能已不可能。首先，以患者为实践对象不符合道德伦理要求，不被维护患者合法权益的相关法律法规所允许。2002 年，我国出台了《医疗事故处理条例》，如今依法治国的进程也在明显加速，这决定了模拟临床技能训练已是大势所趋。其次，传统床旁模式的临床教学方式已难以适应高校扩招后学生数量增多、临床教师医疗工作量加大，以及临床病种相对不足等现状。再次，医学模拟教育技术的进步，已能提供贴近临床的真实环境、多样化的教学模型和更高效的培训考核方式。由此可见，一所普通的大型医院想要发展壮大，必须大力发展技能培训业务，否则将难以获得正规医学人才培养的资质，更谈不上跻身医学人才培养高地。

至于医学人才优先选拔权，其内涵主要包括两个方面：一是医院选拔人才时，可供其选择的人才基数比较庞大；二是医院对其中优秀人才予以筛选和录用时比其他单位更具优势。毫无疑问，取得这种优先权最便捷的方法就是跻身医学人才培养高地，否则就只能靠显著提高待遇等高成本手段去获得，而高成本手段也只有少数大型医院才可能具备。对于更多的普通医院来说，其开展人才队伍建设工作时大多会强调所谓的“内培外引”，但往往只是限于说辞。众所周知，人才内培是基础性、长期性工作，人才外引是临时性、补缺性任务，前者无疑更加重要，也更加艰难。于是，普通医院如何才能提高人才内培的水平，能否在医院技能培

训业务建设工作中找到突破口，就成为一个值得广泛讨论和深思的命题。

不同类型的医院，有不同的人才需求和评价标准。从世界卫生体系改革的角度来看，高精尖医学技术人才的培养固然要紧，但各级各类“五星级医生”（即医疗保健提供者、保健方案决策者、健康知识传播者、社区健康倡导者和健康资源管理者）的培养却更为重要。借鉴其衡量标准可以看出，医学人才培养不仅要重视知识、技能等基准胜任力的培训，还必须重视特质、动机、自我概念、社会角色、态度和价值观等鉴别胜任力的分析和培训。上述胜任力中，有不少必须经过用人单位自身的努力才能够达到。因此，医院都必须重视自身的技能培训业务，不断提高业务内培水平，才能有效应对人才竞争的压力。

（二）发展技能培训业务是医院运营拓展的需要

医院既要坚持公益性质，又必须重视经济效益，这是医院得以存在的社会价值和物质基础。营利性医院不能持续亏损，非营利性医院要实现资产的保值增值，这是医院管理运营的基本要求。

医疗服务是医院的主要业务，医疗收入是医院经济收入的主要来源。在医疗市场竞争日趋激烈和新医疗保险制度不断推进的形势下，许多医院都希望通过优化管理、健全制度来提高竞争力、降低成本，也有不少医院在积极参与联营、托管、兼并等开发资源活动。这些举措尽管能够取得一定的效益，但是成本控制与医疗服务市场挖掘总有其限度。因此，医院有必要在医疗服务之外考虑经营范围拓展的问题，这方面民营医院具有制度优势，但是一些公立医院也可以通过医院资产管理公司的模式参与其中。

在医院可拓展的经营业务中，技能培训业务具有全面而又独特的价值。抛开技能培训业务能够提高医院声誉和人才核心竞争力，并由此获取间接经济效益的价值不说，培训业务本身就可以盈利而且具有巨大潜在市场，同时其收益可以直接用于培训师资的劳动补偿。更为重要的是，发展技能培训业务能够给医院产业链拓展提供技术和人才支撑，因此对于非全额财政拨款的医院来说，技能培训业务将不再是可有可无的一项工作，医院建设和管理者们有必要从战略高度去理解发展医院技能培训业务的意义。

本章小结

技能是人执行活动的能力，医院技能是从事医院临床诊疗、运营管理与工勤保障等各岗位工作所需技能的统称。医院技能内涵丰富，从便于培训组织的角度可将其概括分为临床基本操作技能、心智性与临床专科高级操作技能、医院管理软科学技能三个类别或层次，目前各类别或层次培训业务的市场需求都很旺盛。

身处社会发展进步和医学教育改革的背景下，面对医院之间人才竞争和医院内部运营压力不断加剧的新形势，医院建设已不能不思考如何转型升级的问题。做精做强医院技能培训业务，既有助于提升医院教育教学工作水平，从而获取更大的社会效益和人才竞争优势，又有利于拓宽医院运营渠道，缓解医院生存和发展面临的困境，可谓是医院建设的升级机遇与转型策略，因此医院开展技能培训业务绝非一项可有可无的工作，其意义和价值应从医院发展战略的高度加以理解。

第二章　医院技能培训组织管理概况

技能培训是一种方式比较特殊的教育活动，其组织管理工作的难度较大，受训者对培训效果的要求也更高、更直接。医院技能具有很强的专业性，要保证其培训质量，必须更加严格地做好组织管理工作。例如，心肺复苏技能培训是各个医院内部经常开展的活动，似乎大多数医师、护士都可以承担其培训任务，但事实上如果医院没有获得美国心脏协会之类机构的认证，其培训质量其实是无法得到保证的，至少受训者不能获得国际认证的急救证书。

由于医院技能具有很强的专业性，人们往往会形成只要是经验丰富的医院专业人员，就能够胜任医院技能培训工作的印象，这其实是对“自己做”和“教人做”两个概念的混淆，也是医院技能培训组织管理工作容易被人忽视的根源。严格来讲，这些培训活动都必须在通过评估之后才可以在相应授权范围内开展，当然如果能够通过国际技能培训认证组织（International Skill-Training Organization，ISO）的认证则更具权威性。

为引起大家对医院技能培训组织管理工作的重视，本章内容概述不同性质单位举办技能培训的差异，分析医院技能培训业务组织管理工作及其负责机构的发展变化历程及现实问题，着重探讨建立技能培训机构、做好技能培训业务对于推动医院现代化建设的重要意义，同时也指出医院建设技能培训机构当前需要完成的主要任务，其根本目的在于帮助医院决策者增强建设技能培训机构的“紧迫感”，同时增进其建设工作的“方向感”。

第一节　医院技能培训业务举办单位

机构是组织体系内部结构严密、相对独立的子系统。培训机构以知识、技能或素质培训为主要业务，可以独立存在，也可以作为一个部门隶属于某企业或单位。培训机构中，以从事医院各类工作所需技能的培训为主要业务者，可称为医院技能培训机构。医院技能培训机构可以独立存在，也可以作为一个部门，由相关企业、单位创办。

医院技能培训的业务范围较窄，但专业性很强，比较适合由医院或医学院校举办，当然社会资本也可以参与举办或独立举办。这些不同性质单位开展医院技能培训业务的目的不同，其组织管理和培训业务内容也会有所区别。

一、社会办培训机构

获取商业利润是社会资本举办培训机构的根本目标。围绕该目标，社会资本在选择培训项目时会十分谨慎，技能类培训项目往往需要投入较多的仪器设备，如果没有大而稳定的市场，社会资本一般不愿意涉足其中。

社会办培训机构的架构设置，同样以获取商业利润为出发点，招生部门无疑是其中的核心。为了解决生源问题，它们需要加大媒体推广力度，努力拓展合作渠道，千方百计做好品牌营销，最终目的都是为了增加曝光率，增加咨询量。

目前，开展医院技能培训的社会机构尚少，它们的业务主要是开展执业医师资格考试培训、护士执业资格考试实践能力培训，以及医疗照护人员或医院物业保洁人员资质培训等，这些培训业务对于硬件条件、培训师资的要求均不高。此外也有一些医院管理咨询公司，它们可提供医院管理技术培训服务，但其培训的内容往往以知识为主，技能培训占比不多。至于专业性更强的其他医院技能，社会办培训机构出于成本和效益的考虑，很少介入其中。

二、院校办培训机构

人才培养是院校的根本目标之一。围绕该目标，院校会首先选择学生成长需要的培训项目开展建设工作。当然，高水平大学还承担着为社会培养高端人才的任务，它们也会因此举办一些社会化的培训机构，如清华大学领导力培训中心、北京大学光华管理学院。

医学院校临床、护理、康复、医院管理等许多专业学生就业面向医院，为此院校在专业知识教育之外，都会相应地建设一些与医院技能相关的教学实验室。这些教学实验室中，有的机构设置规格不高，仅仅隶属于教研室，有的则规模较大，机构级别设置较高。

经过扩招扩建，我国医学院校举办的医院技能类教学实验室大多具备良好的基础条件，可以很好地完成面向在校学生的医院基本技能培训任务。院校医院技能培训教师虽然教学能力较强，但临床经验毕竟有限，教师数量也不充足，因此，由医学院校承建高水平的医院技能培训机构目前看来还不够现实。

三、医院办培训机构

医院的根本目标是促进人类健康，根本任务是治病救人，这是各个医院费尽心血设计自身的宏伟目标和美好愿景时不可偏离的方向，也是医院机构设置的出发点。

最具医院技能培训条件者无疑还是医院自身，但是立足于治病救人的目的，医院设置培训机构的动力不足，而围绕着促进人类健康的目标，医院又有义务面向社会开展培训业务。这种任务与目标的不统一，或许是医院未能普遍兴办技能培训机构的最深层次因素。

目前，临床技能训练室或培训中心已经成为某些医院的内设业务机构，其面向的培训对象主要是院校学生或本院低年资医生、护士，业务量一般不大，也很少收取培训费用。而医院对内、对外更多的培训活动往往由业务科室或行政后勤部门独立举办，如内部业务培训、各类继续教育项目、院际参访交流及接受进修等，这些培训活动有时也包含了技能培训的内容，但同样很少收取培训费用，组织者与受训者对于培训效果通常也没有正式的约定，因此这些技能培训活动往往缺乏标准，不够规范。所以，尽管有些医院可能开展了不少技能培训业务，但这并不代表着这些医院已经建起了医院技能培训机构。

第二节　医院技能培训机构发展状况

知识经济时代就业压力的增加，致使培训市场前景较好，规模不断扩大。作为培训行业专业性很强的一个领域，医院技能培训业务的举办门槛较高，医院无疑是该领域最适合的开拓者。此前医院对该领域业务关注程度不高，或许是因为此前医院生存压力较小，或许是因为医院拓展商业化业务存在着政策方面的障碍，但是目前我国医保控费力度正在加大，民办医院正在兴起，因此，这种状况在不久之后可能会发生改变。

和其他组织体系一样，医院机构设置的原则也要围绕目标任务，以利于工作开展。我国医院内部，最符合纯粹意义上的技能培训机构应该是临床技能训练室或培训中心，虽然该机构当前的规模普遍较小，也没有商业化运作，但可以作为开展教育技术的核心单位继而拓展建设成为综合性的医院技能培训机构。为此，我们有必要充分了解临床技能训练机构的发展历程，更有必要去直视医院内部更多的其他培训活动，其普遍存在的组织单位众多、培训计划要求不严格等问题，这些培训活动其实都隐含着不小的市场。

一、临床技能训练（培训）机构的发展历程

1975 年，英国 Harden 博士建立了知识、技能、职业态度并重的客观结构化临床考试（objective structured clinical examination，OSCE），其为临床能力考核方式，并于 20 世纪 90 年代被我国医学院校采用，这是我国现代意义上临床技能训练机构建设的源头。历经多年发展，OSCE 已成为我国医学院校检验临床教学的基本手段，以及国家执业医师资格考试、住院医师规范化培训结业考核的考试科目。

回顾我国并不久远的临床技能训练机构发展进程，可以将其大致划分为医学院校统领、医院兴办两个阶段或两种模式，两者目前的总体目标是一致的，都是为了提高应用型临床医学人才培养质量，但其所属行业及其相应的任务、业务组织等均有区别，总体上也呈现出此消彼长、渐进融合的趋势。

（一）医学院校统领阶段

2011年之前，我国的临床技能训练业务基本只存在于医学院校及其附属医院，其机构建设始于2000年前后，多系原有医学院校的诊断学实验室、外科手术学实验室、临床综合实验室，以及康复、护理学等实验室的整合。所产生的效益主要体现在适应大学扩大招生规模的形势、提高临床教学质量、教师与教学设备投入相对性节约等方面。

2005年，我国启动了“国家级实验教学示范中心”建设项目，至今已立项6个批次的建设项目，其中临床医学类实验教学示范中心于2008年开始立项，目前已立项20余个。除了国家级临床医学类实验教学示范中心，各省也对应开展了省级示范中心项目建设工作。目前，临床技能培训机构已覆盖到每一所医学高等院校和专科学校。

我国现有的大多数临床技能培训机构均是由传统的多个临床医学学科教学实验室整合而来，可以根据临床业务科室的设置开设一些单项或综合性项目的模拟训练，但目前已面临信息化、智能化、教师专科能力等改造或提升方面的困境。这样的困境并不存在于那些高水平的医学院校，因为其临床技能训练机构的建设任务往往由其实力雄厚的附属医院所承担，而数量更多的普通医学院校的情况却并非如此。

（二）医院兴办阶段

所谓医院兴办的临床技能训练机构，是指其建设资金来源于医院卫生经费，其管理权完全归属于医院，其与医学院校或其下属院系无行政隶属关系，其培训教师也主要由医院卫生编制序列员工担任。严格来讲，那些由卫生行政部门、教育主管部门双轨管理的大学直属附属医院的临床技能训练机构并不属于此种类型。

我国医院临床技能训练机构的广泛启动建设，主要源于我国高等院校教学工作水平评估体系的建立，特别是2011年教育部《普通高等学校本科教学工作合格评估实施办法》《普通高等学校本科教学工作合格评估指标体系》等政策文件的颁布实施。一些医学院校的非直属附属医院和教学医院为了达到院校要求的迎评标准，在院校指导下开展了临床技能训练室（或中心）的建设工作，其建设模式、业务开展与医学院校临床技能培训机构自然是一脉相承、大同小异。

我国医院临床技能训练机构的兴起，主要源于毕业后医学教育体系的建立。2008年，北京、上海、四川等省（直辖市）试点开展了住院医师规范化培训工作。2011年，国家在各省（自治区、直辖市）立项了一批国家全科医生临床培训基地建设项目。2016年，国家住院医师规范化培训工作全面实施。在这些改革举措及部分配套资金的推动和扶持下，全国绝大多数三甲医院和一部分三乙医院同期建起了临床技能训练机构，其数量或许已经超过了医学院校及其直属附属医院的临床技能培训机构，但其建设模式、业务开展与医学院校临床技能培训机构仍是一脉相承、大同小异的。

从单一教育行业举办，到教育行业、卫生行业两方同时举办，我国临床技能培训行业开始呈现一些新的特点，概括起来主要有以下几个方面。

1. 临床技能训练类产品需求旺盛，国产设备生产厂家数量快速增多。在当前的医学教学仪器生产领域中，临床医学类产品需求的市场规模和预期增长率最为可观。我国完善院校教育、毕业后教育、继续教育三阶段医学教育体系的政策正在落地，聚焦住院医师培养关键环节的举措不断增强，加之支持民族企业、提升民族品牌的政策背景，国产医学教学仪器的类型、型号和质量都进入了快速进步的轨道。

2. 临床技能训练的内容日益丰富，但多样化的管理体系和运行模式亟待摸索。由只针对院校学生，到针对住院医师规范化培训学员、青年医师、基层卫生人才、专科医师，临床技能训练开展的项目逐渐丰富，教学目标和组织方式也有了一些新的变化。但是，院校专职教师和医院兼职医师在临床技能培训工作中的角色意识总是有所区别，如果后者的管理体系和运行模式不能与之相适应，则其运行必然不会顺畅，难以持久，该问题亟待解决。

3. 临床技能训练的方法手段有所更新，但培训能力和教学方法研究有待加强。一方面，在训练方法手段上，实体化仿真教学模型质量得到了进一步的提高，智慧型训练产品及信息化管理系统在不断引入；另一方面，院校专职教师使用高科技仿真模拟产品能力不足的问题一直没有得到有效解决，大量临床医师教学基本能力不足及教师兴趣一时兴起后逐步衰减等问题也较为突出。

4. 临床技能训练业务在多数医院处于边缘地位，应当面向医院各岗位需要，全面拓展业务范畴。在上述原因下被动建立起来的医院临床技能训练机构，或多或少也能开展一些临床诊疗操作基本技术的培训业务。但是，临床诊疗操作基本技术只是临床技能中的一个部分，后者还包含了功能检查、影像、检验、病理等专业技术，以及临床思维、医患交流与沟通等专业技能。而临床技能又只是医院技能中的一个部分，后者还包括医院管理、运营和保障等专业技能。因此，从培训业务范畴来看，我国多数医院现阶段开展的技能培训业务还很不全面，相应机构功能的发挥尚不充分，因此难以得到医院的高度重视。

当然，作为一个新生事物，医院建设临床技能训练机构遇到困难是在所难免的。其中的一些技术难题借助于高校临床技能培训机构的协助能够得到解决，但更多的新难题必须要靠医院自己紧密结合医疗行业和医院自身的实际情况去剖析、攻克。其中，破除被动适应医学院校临床教学基地或国家住院医师规范化培训基地等建设要求的思想，认清建设医院技能培训机构的效益及其发展趋势是至关重要的。只有这样，医院建设技能培训机构才有足够的动力。

二、医院其他培训活动与组织情况

在临床技能训练之外，医院组织的其他培训活动还有很多，如开展员工日常业务培训、举办各级各类继续教育项目、接待院外人员参观交流、接受各类进修生等。这些活动有的是培训知识，有的是培训技能，也可能兼而有之，其组织机构也是多种多样。

（一）医院其他培训活动基本情况

医院其他培训活动的共同特点在于受训对象主要为医院在职人员。这些活动按照受训对象单位的不同，可以分为内培活动和外训活动；按照培训时间的长短，可以分为短期培训（数小时至数天）和长期培训（数月至一年）；按照培训教师来源的不同，可以分为院内教师培训活动和院外教师培训活动；按照活动是否包含技能训练内容，可以分为技能类培训活动和非技能类培训活动。

理论上，上述其他培训活动也必须制订培训计划并通过审核，培训过程必须按计划执行并接受监管，培训结束时须组织考核并对活动质量、效益进行评估。但事实上许多医院对此类培训活动的管理还不够严格，更谈不上专业，这就限制了借助开展培训活动提高医院水平、提升医院品牌的效果。

（二）医院其他培训活动组织情况

按照具体承担的任务，可以将医院其他培训活动的组织机构分为发起机构、管理机构、执行机构三类。少数其他培训活动的发起、管理与执行均为同一个机构。例如，“科技项目申报书撰写培训班”的发起、管理与执行机构往往均为医院科技部。多数其他培训活动的发起、管理与执行三项任务是由不同的机构分担。例如，业务科室内部员工培训活动、外院人员进修培训活动、外院人员参观交流活动的发起与管理机构一般分别是医务部/护理部、教培部、院办公室，执行机构则是临床/医技科室或其他某个部门；而继续医学教育活动的发起、执行机构是临床/医技科室或其他某个部门，而管理机构则是科技部。

医院其他培训活动可能涉及职工年终考核、学分或证书核发、经费管理等事项，因此多部门协助模式的产生具有必然性。但是，站在推动培训业务发展壮大的角度，不难看出该模式运行过程中还存在较多问题，概括起来主要有以下两点。

1. 培训工作均不是这些机构的主要业务，培训质量缺乏保障 在医院的机构设置中，临床科室、医技科室和辅助部门属于业务技术机构，主要工作是诊疗疾病、照护患者；医务部、护理部、科技部、教培部等属于组织管理机构，主要工作是处理行政后勤等事务。培训工作对于上述各个机构来说，都是主要工作之外的业务，因此各个机构承担培训业务的能力都存在不足。严格来讲，医院培训工作属于教学业务，而非医疗业务，教学业务必须遵循教学规律，有其自身计划、组织、质控和评价等规范要求，这对于以医疗服务为主的医院现有各机构而言无疑都是一个挑战。

医院发展培训业务，必须重质量、创品牌，因此就不能缺少职业化的培训机构。在现今医院的组织架构体系中，该机构应该属于业务技术机构中的辅助部门，有义务去履行以发展培训业务促进医院各部门技术水平提高的重要职责。

2. 培训工作任务分散，缺乏统筹规划，不利于业务拓展　发起、管理与执行机构均为同一个机构时，培训工作的计划性和执行效果最有保证。当三者无法统一时，其中的发起机构与执行机构也应该相同，否则培训工作的衔接过程就可能不顺畅。

医院壮大培训业务，必须重视产品，开拓市场。类比医院其他培训活动的三项工作，“发起”与“执行”类似于产品的设计与制造，而“管理”类似于开拓市场，但现今医院组织架构体系中医务部、护理部、教培部或其他部门的职责往往不会有这样的要求。因此，医院要想壮大培训业务，就必须对其组织架构体系进行调整，以确保医院培训业务建设工作有方向，开拓市场工作有压力。

第三节　医院技能培训组织工作发展趋势

医院技能培训业务源于医学实践，源自医疗场所。在第四次社会大分工的过程中，医学教育从医疗行业逐步分化出来，基础性医学人才培养任务逐步转移给了医学院校，毕业后与继续医学教育有关的任务则越来越具体地落实给了医疗行业。未来，这两个行业在临床医学人才培养方面的工作分工还会更加细化，衔接会更加紧密，从而成为一个更加完善的人才培养体系。

目前，我国医院内设培训业务机构大多只有一个，即临床技能训练室或培训中心。医院虽然也在开展其他培训活动，但通常未设专门运营机构。未来，医院技能培训市场会发生怎样的变化，医院内部培训机构的设置会采取何种方式，目前还无法准确预测，但是医院重视技能培训机构建设工作并因此获益的趋势却是可以肯定的。

一、普通医院对于加强技能培训业务组织工作重要性的认识会不断增强，工作思路会逐步拓宽

经过20余年探索和完善之后，我国医疗保障制度改革于2003～2013年取得了巨大成就，基本完成了新型农村合作医疗制度和城镇居民医疗保险制度的建设任务。其间，我国公立医院走过了“大扩大建就能崭露头角，安于现状也可坐享

红利”的“黄金十年”。之后，当医疗改革重头戏“医保控费”到来时，医院建设发展的各种不适应和迷茫也随之涌现。

浮华过后，回归质朴。对医院来说，不管有没有机遇可抓，加强内部管理、深化内涵建设，始终是其建设发展的根本之道，这是医院管理的真功夫、硬实力。目前，有不少医院将目光转向了医联体、医共体、专科联合体的建设，这是国家加强医保控费效能、提高基层卫生服务水平之举，如果医院建设者仍然视其为又一轮变相的规模扩张，那只是末路之徒的幻想。当然，也有不少医院加强了健康管理、社区卫生服务和家庭医生签约服务等业务拓展工作，同时逐步回归到了强化专科技术和服务能力建设的轨道。

医院技能培训业务上至继续医学教育，下至院校教育，范畴十分广阔。由于继续医学教育的社会效益较大，医院通常比较重视，但具体工作主要由各科室自行落实。院校教育可产生一定的经济效益，一些社会培训机构对此比较关注，但多数医院视之不如鸡肋，弃之不惜，更不愿意投入经费进行建设。但是，思想决定意识，意识决定行动，当医院管理者及其思维推陈出新之后，对于强化医院技能培训业务组织工作重要性的认识和建设思路将会发生以下两个转变。

（一）组织好医院技能培训业务能产出更大的社会效益，也能产出不小的经济效益，但工程庞大，得之不易

过去，不少医院开展了技能培训工作，积极主办了继续医学教育项目，给医院赢得了一定的社会效益，但技能培训往往面向医学院校，其辐射面过窄，而继续医学教育有些已沦为区域内同行间的联谊会，学术影响力有限，至于直接经济效益，则一般不在医院管理者的考虑之列。

在强调优质医疗资源下沉和医保控费政策力度不断加大的形势之下，医院借助于上述培训活动，获取更大的社会与经济效益，无疑是一个好的发展方向，但难度却很大。假如一所医院总体或部分教育培训项目的质量真正做到了极致，相信医院一定可以因为这些项目而获益。

（二）医院对于技能培训业务范畴的理解将不断拓宽，医院统筹安排与组织相关业务的力度会不断增强

理念变革，才有思维创新。新思维，才有新引领。当医院建设者意识到医院技能培训质量是医院竞争发展的核心要素，并将其与建设高水平现代化医院工作紧密相连时，医院就会重新审视其业务范畴，强化其业务建设与管理。

一直以来，输出先进管理理念与技能、专业知识及技术都只是世界先进医院的专利，我国大多数医院都只能去学习或模仿，但是，不同社会环境下的医院建设总有区别，不同类型医院自身的发展壮大终究离不开自主创新。当医院管理者高度重视技能培训业务时，其培训项目将不会再局限于诊疗技术，而是

会同样兼顾医院管理、保障和运营等软科学技术，同时也必然会调动全院力量更好地统筹设计和组织各类培训活动。具体来讲，就是要通过高质量、规范化的培训，将医院各类人员岗前培训、院史教育、三基三严培训与考核、新技术引进、员工素质提升、人才选拔、服务项目开发等常规工作做得更坚实，将对外医疗技术帮扶、院间交流、医联体建设等通常由多个部门分散实施的工作统筹起来，做得更专业、更有效。唯有如此，才能真正充分挖掘培训业务的巨大潜在市场，展现其对医院健康发展的持久推动力，生动诠释“医教协同”“教学促进医疗”等理念。

二、向应用型、学院化方向发展的医院数量将会增多，大学附属医院独立于院校建设发展的趋势会更加明显

不管医疗行业如何变化、医改政策如何调整，医院总是要去适应，求生存，谋发展。未来，政府主办的公立医院之外的医院，不管规模如何、性质怎样，都要去直面这个问题。其中，规模较大的综合医院和大学附属医院因为体量大、负担重，问题会比较突出。

在规模较大的综合医院中，许多医院目前都是省属高校的非直属附属医院，其承担了一定的教学任务，但并不承担与之对等的教学责任，当然也没有从高校获得相应价值的经济补偿。未来，这些医院将不得不考虑教学工作的成本效益问题。当然，责任总是与利益相伴，在责任和利益的驱动下，这些医院将走上培养应用型人才的“学院化”道路，届时省属高校自己的临床技能教学实验室将逐渐萎缩，并最终被各医院临床技能训练机构所取代。这种模式，也将会被非直属附属医院之外那些规模较大的综合医院所效仿。

部属高校的直属附属医院，大多完整、独立承担着高校医学生临床课程阶段的理论教学及临床技能培训任务。这些医院尽管可以依托高校学术优势地位获得不少科学教育研究方面的经费，但这些经费毕竟不是卫生事业经营性收入，与医院数量更多的其他非双师型员工的薪酬并无直接关联。届时，这些医院将不得不更多地关注医疗业务、临床教学和临床科研，而基础医学教育和基础科学研究的任务将更多地由高校相应的院系去承担，这类附属医院与院校之间的关系结构将因此有所调整，它们对于医疗业务的关注度必然会有所增大，这些医院独立于院校的建设发展趋势可能会更加明显。

三、医院技能培训机构建设将和学习型医院建设相交融，进而成为后者工作推进的抓手

学习型医院的概念源自美国哈佛大学教授福雷斯特 1965 年《企业的新设计》

一书中的“学习型组织”概念。学习型组织会不断学习、不断创新、不断进步，组织中的个体会不断突破自己的能力上限，创造真心向往的结果。2001 年之后我国各种创建学习型组织的活动相继展开。

学习型医院的定义尚不明确，一般认为这是以共同愿景为基础，以团队学习为特征，通过培养弥漫于整个医院的学习氛围，充分发挥员工的创造性思维能力而建立起来的以患者为中心的可持续发展医院。在学习型医院之外，还有一个研究型医院的概念，一般人会误以为这是以学习型医院为基础的更高级别医院类型，但事实上，这是两个不同内涵性质的组织概念，并无层次上的递进关系。

过去的 20 年里，世界范围内掀起了创建学习型组织的热潮，其间，我国不少医院也以学习型医院的创建与评价、提升医院核心竞争力、打造“百年老院”为目标开展了许多工作。其中，有的医院以树立优秀医务人员作为学习典范的方式，试图最大限度地调动全体员工的学习积极性，营造人人进步的文化氛围。更多的医院则是出台了组织集体学习活动的内部规定，甚至要求科室（部门）必须在每周固定的时间开展集体学习，以便于督查。为了提高学习质量，一些医院也采取了外聘专家授课等方式。但是我国医院创建学习型组织的效果究竟如何，实在是不好评价。

客观地讲，我国医院创建学习型医院的难度非常巨大，其中最主要的原因在于理念不清。当理念不清时，所采取的行动就会杂乱无章、不及要害。“学习型医院”的概念重在“学”与“习”并重，对于实践性很强的医学学科来说，其培训切不可重“学”轻“习”。当医院只是一味地组织员工不断“集体去学”的时候，不管组织者或外聘专家有多么优秀，其效果注定不会太好，甚至会难以持续。

基于上述分析，我们认为关注“习”的业务是解决当前学习型医院建设工作难题的关键，而创建新型医院技能培训机构就是该工作最稳固的抓手。因为，该机构的主要任务是培训技能，主要手段是实操训练，培训教师是竞争性选拔出来的临床医技、行政后勤等各部门优秀人才，受训对象首先是院内其他员工，可以增强医院软实力；其次是院外人员，可以赢得社会与经济效益。在效益保证下，这项工作就更能调动全院员工的学习积极性，学习的内容将更具针对性，学习的成效也会与以往迥异。

以上讨论的医院技能培训业务与机构发展动向，有些已可以在某些医院找到雏形，但是，创新型、体系化的医院技能培训机构目前尚未出现，因其创建过程比较艰难。此时，唯有认真研究医院技能培训业务面临的任务，才能找到建设医院技能培训机构的动力，最终为医院或医院某些专业/学科建设学习型组织找准方向。

第四节　医院技能培训机构建设的现实任务

面对社会及高等医学教育行业越来越关注医院技能培训能力的外部形势和医院竞争发展的内在需求，医院需要从宏观发展角度去思考技能培训机构的建设工作，才能解决前述培训业务缺乏统筹、培训质量难以保证等问题。同时医院还必须充分了解该机构目前需要承担的具体任务，以保证机构工作的正常运行。目前这些萌芽中的机构需要完成的任务主要包括以下几个方面。

一、积极开展临床基本操作技能培训业务

在政府层面，开展临床基本操作技能培训是对口帮扶、精准扶贫卫生类项目中最有价值者之一，这是培养合格基层卫生人才，加强全科医师队伍建设的重要手段，截至 2017 年，我国仅城市社区卫生服务机构对全科医生的需求缺口就达近 10 万人。组织这些人员开展短期集训，提高其临床基本操作能力，是各级医院临床技能培训机构的基本任务。

在医学院校层面，落实好国家关于临床医学人才培养“早临床、多临床、反复临床”的基本要求，努力做好实习学生临床技能培训工作，为我国院校真正达到各类评估、认证检查的标准要求，可借助于“全国高等医学院校大学生临床技能竞赛”等活动提高临床教学水平，可通过提高毕业生执业医师资格考试通过率等途径进一步提高教学质量，以上都是教学院校的基本职责，更是各医院临床技能培训机构必须承担的基本任务。

对医院自身而言，大型医院需要按照住院医师规范化培训基地标准开展临床技能培训工作，其学员毕业时实践技能考试通过率将会予以排名；中小医院为了自身发展，需要加强内涵建设，也要不断加强员工培训，而“临床技能”作为“三基三严”的内容之一必须予以开展。这些常规性工作都是临床技能培训机构必须承担的基本任务。

作为医学工作者，终身学习是基本的职业要求，无论是通过执业医师资格考试、获得住院医师及专科医师规范化培训合格证、职称晋升，还是临床专科能力的提升，临床技能培训都是其中不可或缺的学习内容。这一规模庞大且更替快速的群体的临床技能培训，不应该仅靠自学完成，医院临床技能培训机构理应发挥自身的作用。

二、努力加快机构萌芽阶段自身能力建设

在国家层面，坚持医教协同，深化高等医学教育内涵建设和建立毕业后医学教育体系的工作刚刚起步，虽然国家以“临床技能培训”为内容投入资金开展了

国家全科医生临床培养基地项目的建设工作，但是基地如何运行、如何考核、如何发展均处于探索阶段，已建立的各个培训基地是否能够有效运行也还是一个未知数。事实上，医院技能培训机构的建设工作必须通过自我主动实践探索才能实现，这是各机构当前必须面对和解决的任务，必须杜绝“等”与“看”的想法。

临床技能训练机构建设方面，医学院校早于医院，目前各个医学院校基本均有临床技能训练机构，但水平层次高低不一，其中的国家级临床技能类实验教学示范中心发挥着示范作用，但引领的效果只能缓步显现，因其自身大多处于建设发展状态之中。由于院校教育和医疗培训的性质、内容有别，院校临床技能训练教师数量有限，大多数脱离了临床，不太善于以高端模拟人使用为基础的临床专科技能培训业务，照搬医学院校临床技能训练机构建设医院的技能培训机构并不能完全解决其能力不足的问题，因此，医院技能培训机构能力建设必须强调自主，必须多途径解决。其中的教学基本能力可以借助于医学院校临床技能训练机构的培训来提升，专业技术、管理技术、职业素养等培训科目/课程建设则必须由自己来完成。

作为医院，其开展技能培训业务的最大问题在于认识，最大难点在于组织体系建设，最现实的困难在于不熟悉医学教育教学的政策、流程和方法，毕竟医疗机构的主业是医疗，而非教学。由此造成了不少医院购买了教学仪器设备，甚至建成了训练中心，却只是用于学生考前或竞赛前的培训，训练项目也往往和院校教学期间的内容重复，这导致教学设备大部分时间处于闲置状态，既造成了资源浪费，也不利于后续的建设发展。毫无疑问，院校和医院的临床技能培训内容应该相互衔接而不是简单重复，两者的体系构架设计应该各具特点而不应大同小异，两者的建设目标同为努力培养卓越医师，而不应该仅局限于学生执业医师资格考试的通过率。

当然，医院技能培训机构的能力不仅仅是培训业务能力，还包括机构的组织运行和发展的能力，其目前面临的能力提升问题是全方位的。

三、积极拓展医院技能培训业务范围

薄弱的基础，广泛的需求，意味着医院技能培训业务发展空间是广阔的。目前，在国家政策的引导下，临床技能培训仪器设备的研发日益受到重视，由此形成的临床技能培训市场也趋于活跃，引起了一些社会培训机构的关注，但大家的关注点仍停留在临床基本操作技能培训方面。作为医院技能培训机构，积极承接政府和社会来源的各类临床操作基本技能培训任务，有助于提升自身业务能力，提升医院影响力，甚至可以获得一定的经济效益，从而更有助于提高医务人员参与培训机构工作的积极性。但是，作为医院技能培训机构，仅仅开展临床操作基本技能培训工作显然不够，还必须尽快拓展其他业务范围。

（一）增加考核业务，考核既是导向之一，也是最好的培训手段之一

医院临床技能培训机构不能仅仅关注培训，还必须按照国家临床技能考场、考站设置标准，建设规范的客观结构化临床技能考试（OSCE）业务。同时，临床技能培训正在经历从传统模拟手段到虚拟教学手段，从 OSCE 到情景测试模式（situation judgement test，SJT）的转变，医院临床技能培训机构也必须关注到临床技能训练内涵和方法的改变，研究虚拟教学、SJT 教学的考核模式，前瞻性地拓展业务范围。

（二）丰富信息化、虚拟技术的教学内容

与发达国家相比，我国开展传统仿真模型临床技能培训工作的起步较晚，目前仍处于学习阶段。但是，在临床技能培训信息化、虚拟技术阶段，我国的发展速度较快，水平并不落后。今后，传统模拟手段培训与信息化、虚拟技术并行的局面将长期并存。因此，我国临床技能培训机构不仅要加快弥补传统模拟手段培训的不足，还必须加快学习和应用信息化、虚拟技术培训手段，力争在信息化、虚拟技术的临床技能培训应用方面多建设项目、课程，以推动我国临床技能培训工作发展到较高水平。

（三）研究医院现有各类培训业务，拓展体系化课程

医院技能培训机构不能仅仅承担临床操作技能的培训任务，还必须以医院各类人才全面培养为根本目标，在基准胜任力、鉴别胜任力两个方面大力拓展培训业务。因此，机构要全面整理医院既往分散在各个部门、科室的培训项目/科目，经过梳理、归类之后，可以将其中有价值的培训项目/科目及其教师一并纳入机构，由此建设体系化的医院技能培训课程，真正担负起技能培训机构作为医院建设和发展核心制约要素、高等医学教育改革主要着力点的重要使命。

（四）开阔思路，多方合作，拓展机构建设发展空间

目前的医院技能培训机构建设尚处于萌发期。对于国内许多医院来说，加强对建设技能培训机构重要性的认识，改变等待上级经费投入、被动建设机构的局面都还需要一个过程。当医院技能培训机构真正发挥出员工能力素质培养基地的作用时，其作为医院发展的核心竞争力，以及可以盈利等观点将会得到认可。此时，众多医院将会自主加大经费投入力度，员工将会竞相参与培训业务，培训技术方法研究和训练项目建设也将会受到重视，医院技能培训机构的建设也将进入新的成熟期。

现阶段医院技能培训机构的建设得不到医院的高度重视和足够的经费投入，但又亟待生长壮大，这就需要开阔思路，寻求多方合作。例如，抓住每一次政府

政策扶持的机会，争取并使用好每一笔专项建设经费；与医学院校协同合作，争取一些设备、经费和人才的支持；与教学仪器设备厂家进行合作，以各取所需、共建共赢的方式努力实现机构的转型和升级；与社会资本合作，开展有偿培训，增强自我造血能力；在整合医院原有各类培训、竞赛活动的同时，更有效地使用其原有的专项活动经费，促进机构培训业务能力的提升和机构培训文化的形成与积淀。总之，机构的建设发展不能等待，必须主动积极。

千里之行，始于足下。不管内外形势对于医院临床技能培训机构建设的需求多么急迫，也不管医院技能培训机构当下的任务多么繁重，其建设工作都必须经过外部问题内部化的过程才能得以解决。当然，医院技能培训机构毕竟还是一个新生事物，其面临问题的内部化过程需要建立在认真研究、科学分析和思维创新的基础之上，否则就会走较多的弯路。为此，我们需要首先认清医院技能培训机构的内涵要素，理清各要素之间的承接与关联，从而为现代医院技能培训机构的建设规划奠定坚实的基础。

本章小结

从医学院校到医院、社会资本，从临床诊疗到运营管理、工勤保障，医院培训活动经历了几十年的发展进步，其内容不断丰富，手段不断更新，但仍未得到医院足够重视，这与技能培训“师带徒”传统模式的影响有关，也与活动缺乏统筹、训练欠缺标准有关。

当今，我国医院建设、完善技能培训机构正逢其时，因为它顺应了临床医学教育改革的潮流，能解决医院培训工作多头参与、质量难以保证等现实问题，有助于拓宽医院经营思路、增加医院效益，更是创建学习型医院的可施之策。当前，医院需要重视提高已有临床操作技能培训水平，提升培训业务组织、运行、管理能力，适当增加技能考核业务，不断丰富培训技术手段，努力建设培训课程体系，积极拓宽合作建设思路等培训机构未来建设和发展所需的基础性工作。

第三章　医院技能培训机构的内涵

从高水平大学的研究型附属医院到社区卫生服务中心，不同历史、不同类型、不同等级医疗机构的规模、功能及其承担的社会责任各有所别，其所建立的技能培训机构的内涵必须与之吻合，并力争在其所处的行业领域内做到最好。

本章所述的医院临床技能培训机构既要具备开展院校、毕业后医学教育工作的功能，也要具备开展院内、院外人员继续医学教育工作的功能，两项功能同等重要、缺一不可，应统筹建设，以获得事半功倍的效果。换言之，它就是前述医院技能培训业务组织管理工作的集中统一部门。

目前，我国医院技能培训的关注点主要在院校、毕业后医学教育方面。在继续医学教育方面，有的医院因业务能力有限，对其关注程度不高，也有的医院虽然开展了不少继续医学教育方面的工作，但还缺乏项目整合建设或系统开发课程的意识，更缺乏技能培训的活动内容。为此，我们立足于技能培训，以满足医院技能培训机构两大建设功能需求为主要目的，对其内涵进行梳理。

第一节　院校/毕业后医学教育技能训练要求

临床实践是医学专业实习生、规培学员、专业学位研究生培养的重要内容，国家在规范其教学大纲、课程、教学计划，以及鼓励教学方法改革与创新之外，对各临床实践培养单位的临床技能培训工作格外重视。

作为院校临床医学人才技能培养最高水平的代表机构，国家级临床技能实验教学示范中心获批之后须每年接受动态评估，其动态评估指标主要包括人才培养工作与成效、教学改革与科学研究、人才队伍建设、信息化建设、开放运行和示范辐射情况、单位和上级部门支持情况等多个方面，同时需要报告发展思路及存在的问题，其目的在于以评促建，促进示范中心的进一步发展。

2018 年，教育部联合国家卫健委依据《国务院办公厅关于深化医教协同进一步推进医学教育改革与发展的意见》(国办发〔2017〕63 号)文件精神，启动了依托高校附属医院建设一批集本科生临床实践教学、研究生培养、住院医师规范化培训及临床带教师资培训为一体的国家临床教学培训示范中心建设项目，以带动、提升我国临床实践教学基地教育培训水平，并首批立项了 75 家机构。其建设指南评价标准共含 9 个条款 51 个项目，具体如下：

1. 医院基本条件

基本要求

1.1 医院综合实力及所隶属高校的综合实力处于国内领先地位，具备较强的影响力。

1.2 医院的医疗服务能力能够满足临床教学及培训需求，在培学员总数与实际开放床位数比例合理。

1.3 主要学科中有一定数量的国家临床重点专科建设项目。

1.4 长期承担院校医学教育、毕业后医学教育和继续医学教育。

1.5 满足中国本科医学教育标准（临床医学专业）的相关要求。

1.6 具有国家住院医师规范化培训基地资质，专业基地覆盖主要学科，探索建设专科医师规范化培训基地。

1.7 有一定数量的继续医学教育基地，所开设继续教育项目具备一定影响力。

1.8 具有国家重点学科和省部级以上的重点实验室。

1.9 科研产出丰硕，研究成果进行临床转化与推广应用。

2. 教学宗旨及发展战略

基本要求

2.1 医院致力于落实国家和大学的办学宗旨和发展战略。

2.2 医院的医疗、教学和科研工作协调有序，有方案及措施确保医学教育摆在优先发展地位。

3. 教学组织架构及管理

基本要求

3.1 教学组织架构清晰、责任明确、有利于医学教育各阶段的统一协调。

3.2 设立涵盖院校医学教育、毕业后医学教育和继续医学教育的教育教学委员会、教学督导委员会等组织，落实教育教学目标、制定教学计划及制度，审议教学重大事项，充分发挥监督和指导作用。

3.3 医院院长作为教学第一责任人，定期组织教学工作会议，参与教学工作核心环节，有效推进重大教学工作的开展。

3.4 医院教学管理队伍结构合理，有相当数量的专职管理人员；负责人在医学教育领域具有一定影响力，能引领医学教育教学改革与发展。医院对教学管理人员定期组织相关培训。

3.5 医院组织架构中有二级学科建制，能承担实质性的教学任务，其负责人对二级学科内的教学及相关资源有权做统筹规划与统一调配。

3.6 有完善的教学管理制度和管理流程并有效运行，能保障教学工作有序开展和教学目标的实现。

4. 教学资源

基本要求

4.1 有持续稳定的教学经费投入并逐年增加，确保教学工作开展。教学空间、教学设施与设备不断更新完善。

4.2 医院设有能满足教学需求的教室、病区教学示教室、电教室、医学模拟中心、图书馆等，并配备相应教学设施与设备。

4.3 医院的教学信息化程度高，可满足现代医学教育的需求。有充足的、可利用的网络、电子信息资源和网络课程资源等。能应用信息化优化教学管理。

4.4 具有国家级精品课程、国家级精品视频公开课、国家级精品资源共享课程或国家级精品在线开放课程等。

4.5 医学模拟中心面积不少于600平方米，模拟教学覆盖医学教育全程和主要学科，可满足各类学员基本操作技能、专科技能和综合能力的培训与考核。

4.6 具有国家医师资格考试实践技能考试基地资质和住院医师规范化培训结业实践技能考核基地资质。

4.7 与协同培养单位、基层医疗卫生机构等院外临床教学基地建立稳定的教学关系，以满足协同培养、全科医学、社会实践等教学任务及项目的开展。

5. 培养计划与实施方案

基本要求

5.1 遵循医学人才培养规律，根据国家与学校的培养培训要求，制定院校医学教育、毕业后医学教育和继续医学教育的培养培训计划和方案，并有机衔接。

5.2 培养计划与实施方案应适应医学教育发展趋势，体现医学教育教学新理念。以学生为中心、注重学员自主学习能力和终身学习能力的培养。多途径加强医学人文素质、临床综合能力、创新能力和职业素养的培养。

5.3 探索与推广现代教育教学方法，推进课程整合，充分利用信息技术，推动模拟教学与实践教学的有机结合，提高教学及培训质量。

5.4 根据不同类型学员的培养目标与要求，注重学员教学能力和临床科学研究能力的培养。

5.5 重视全科医学学科建设和全科医师培养工作。

发展要求

5.6 培养学员国际化视野，包括为学员提供资源和机会进行境外交流学习、资助学员参加国际学术会议和参与国际学术项目等。

5.7 积极探索开展跨学科和跨专业的教学与培训。

6. 师资队伍

基本要求

6.1 有满足需求的、结构合理的临床教学师资队伍。

6.2 有系统的教师遴选、培训、考核、评价及激励的制度和机制。

6.3 有相应的制度或措施鼓励知名专家和教授参与学员理论授课与实践教学等工作。

6.4 有一批具有专业教学水准的核心教师，设立师资培训项目，提供经费支持，配备专人管理，定期开展相关的师资培训工作。

6.5 设立教学研究项目，提供教学研究经费，支持教师参与教学改革和教学研究。有教学研究的产出，并在实际教学中发挥作用。

发展要求

6.6 具有高层次师资队伍。

7. 教学质量保障体系

基本要求

7.1 有完善的内部质量保障体系，对医院的教学计划、过程及结果进行有效的监控、评价及改进。

7.2 根据不同阶段学员的特点及要求，采取以能力为导向的多种考核评价形式。注重形成性评价与终结性评价的结合。实施对学员知识、技能和态度并重的全方位考核评价。具有明确的激励和淘汰机制。

7.3 对教师的教学质量、基地及教学管理部门的各项工作进行动态质量监控，有多方人员参与评价过程。

7.4 考核评价结果可及时反馈给相关人员，并应用考核评价结果，对培养方案、教学模式、教学方法进行调整和改进，取得成效。

发展要求

7.5 对已完成培养或培训的学员开展跟踪调查或第三方评价，并用其结果指导培养方案、教学计划、教学方法等的改进。

8. 人才培养质量

基本要求

8.1 培养培训质量高。

9. 教学国内外影响力

基本要求

9.1 具备区域教学示范中心的功能，对外开展师资培训，为区域内或全国范围内的医学院校或医院的教师及管理人员提供参观、交流和学习的平台，对其他学校或医院有师资相关的扶助和帮教。

9.2 推动与国际知名教学机构、医学中心在教学及培训方面的深入交流与合作，相关机构或教师获得国外权威教学机构认证。

9.3 在全国性或国际知名的医学教育学术组织、医学教育杂志中任常务委员、常务理事、副秘书长以上职务。

9.4 承办重要的医学教育教学学术活动，如全国高等医学院校大学生临床技能竞赛分区赛或总决赛、有较大影响力的教学学术会议或活动等。

9.5 在医学教育领域具备一定的国际影响力。

发展要求

9.6 作为主任委员单位或秘书处所在单位牵头医学教育教学的学术组织或医学教育杂志。

9.7 牵头开展全国范围内的多中心医学教育教学研究或全国性教育教学活动，能够引领医学教育教学的发展方向，带动其他医院教育教学的发展。

9.8 在国家医学教育政策法规、发展规划及行业标准的制定中发挥重要作用。

第二节　继续医学教育阶段技能训练要求

我国继续医学教育工作由国家、省卫生行政部门负责管理，具体业务由国家卫生健康委能力建设和继续教育中心、省继续医学教育委员会负责。前者系现国家卫健委直属事业单位，成立于2011年，目前关注于继续医学教育项目管理、专项能力培训、胜任力模型分析，以及基层卫生能力建设平台、县级医院骨干专科医师培训、紧缺人才培训等工作。各医疗机构继续医学教育建设工作的建设依据为《国家级专业技术人员继续教育基地管理办法》（人社厅发〔2013〕53号），设立国家级继续教育基地的单位应具有丰富的培养培训专业技术人员经验，在本地区、本行业具有一定影响，并具备以下五个基本条件：

（1）具有满足培训需要、相对稳定、密切联系科研生产一线的高素质专（兼）职师资队伍。专（兼）职师资应当具有较高理论水平、实践经验，在本专业领域具有较高影响力和公认度。

（2）有健全的继续教育管理机构及从事继续教育管理的专（兼）职人员。有健全的教学组织管理、学员考核管理、教学科研管理、培训登记管理、培训经费管理、后勤保障管理以及规范的培训效果评估、跟踪反馈等基地管理制度。

（3）能为基地基本建设和日常工作提供配套经费保障。具备与所承担的中高级专业技术人才培训任务相适应的固定教室、教学设备、专业图书资料及相应的硬件设施；专业性强的领域或继续教育科目，还要有能供专业技术人员进行实训的场所或实训合作单位。

（4）具备现代化远程教育条件，具有满足大规模网络培训所需的教学设备和基础设施，建立网络化的培训和管理信息平台，实现网上培训和网络互动交流。

（5）围绕着经济社会发展重点领域和现代服务业领域，每年培训不少于2000名专业技术人才。

为了解决继续医学教育存在的管理不严等问题，有关部门2018年开发了继续医学教育管理平台，以期借助严格的学分管理来提升培训效果，但是，其存在的形式单一、内容不系统、参训人员主动性不高等问题仍然有待解决。

第三节　医院技能培训机构的内涵标准

医院技能培训机构必须满足高等医学教育和医疗两个行业的功能需求，力求获得两个行业对其建设项目的认可，由此决定了其建设时必须予以统筹规划，实现功能融合，通过整体设计保证体系完整，强调有所侧重，促进特色发展。

按照上述统筹规划、整体设计、有所侧重的思路，我们将医院临床技能培训机构的内涵定义为条件、管理、技术、产出 4 个方面的 6 项内涵，示意见图 3-1。

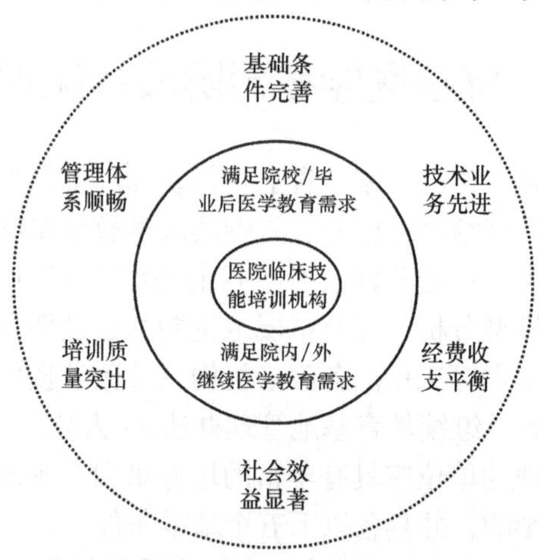

图 3-1 医院临床技能培训机构内涵示意

上述医院技能培训机构 6 项内涵中的社会效益显著、经费收支平衡同属于产出方面的内涵，培训质量突出、技术业务先进同属于技术方面的内涵。上述条件、管理、技术、产出 4 个方面 6 项内涵的具体外延如下。

一、条 件 类

条件方面的具体外延指机构人员配置、仪器设备、场地设置 3 方面，其要求如下。

（一）人员配置

1. 机构负责人具有丰富的临床教学经验，有较强的业务科室管理能力，主要精力用于机构的管理与建设。

2. 机构配备 4 名以上专职管理人员，专职管理人员由医学、护理学专业技术人员共同组成。

3. 根据培训项目的类型和难易程度，配置相应水平的培训教师，培训教师数量约为培训项目总数的 1/3。

（二）仪器设备

1. 模拟教学仪器设备总价值超过 500 万元，可满足内科、外科、妇产科、儿科专业临床与护理基本操作技能、专科技能和综合技能的培训与考核需求。

2. 具有开展临床思维训练、影像诊断学、电生理学、病理诊断学、康复治疗技术、五官科、中医科等专业技能培训的基本仪器设备。

（三）场地设置

1. 场地设置包括办公、训练、考核三个区域。

2. 医学模拟中心面积不少于600m^2，可以按照模拟医院主要专业设置分室建设或按照训练项目类型分类建设，各训练、考核区域均安装录播系统。

3. 有独立建设的 OSCE 区域，或训练区具有通过简单布局调整转变为 OSCE 区域的功能设计。考试区域有指挥室、视频监考室、考务室、保密室，以及铃声信号系统、多媒体系统、打印复印机、广播或对讲系统、手机信号屏蔽设备等。考试区域设置考生、考官、巡考人员 3 条通道。考站房间设置不少于 12 间。

4. 有充足的、可利用的网络、电子信息、临床资源使用条件。有 60m^2 的多媒体教室至少 1 间和 12m^2 小组学习讨论室 3 间以上，多数训练室同时具有多媒体电教室的基本条件。

二、管 理 类

机构需建立管理制度机制和组织架构，同时须将经费投入与产出作为管理的重要指标。

（一）管理制度机制

1. 机构建设规划方案科学合理，与医院建设发展目标一致。

2. 机构各级各类管理、教学人员岗位职责明晰，人员遴选、培训、考核、竞争淘汰等制度完善，执行有力。

3. 医院对培训教师的政治思想、职业素质、品格、业务能力规定了较高的标准。医院员工在自愿、合格通过培训的基础上，才能成为培训教师，之后须继续学习和提高。

4. 机构人员参与培训工作，应与其医疗、科研工作协调有序，有专门的管理制度和保障激励措施。

5. 有完善的安全管理、设备管理、教学计划制订与管理的制度，与管理流程有效并行，能保障教学工作有序开展和教学目标的实现。

6. 有完善的培训质量保障体系，对其培训计划、过程及结果进行有效监控、评价及改进。积极开展受训学员的跟踪调查或第三方评价，并用其结果指导培训工作的改进。

7. 重视临床技能培训研究工作，设立教学研究项目，提供教学研究经费，支持开展教学改革和教学研究工作，鼓励教学研究成果在实际教学中发挥作用。

（二）管理组织架构

1. 切实执行院长（分管院长）领导下的机构主任负责制和机构主任目标责任制。

2. 机构接受教学管理委员会、教学督导委员会、伦理委员会等的指导和督查，指导和督查工作应计划明确且执行有力。

3. 在机构管理人员一岗多责的基础上，将机构场地、设备管理与业务管理两类职责分别落实到个人。

4. 在业务管理方面可根据具体需要由机构自行建立长期性或临时性的训练部、训练中心、训练室、项目组、培训组等多种教学组织机构形式，同时根据教师教学内容的不同实施分类管理与团队建设。

（三）经费投入与产出

1. 有持续稳定的教学经费投入并逐年增加，确保教学工作稳步发展。教学基础条件与设施、设备不断更新完善。

2. 机构主任、专职管理人员的奖励性绩效标准不低于医院其他同类型岗位人员，考核标准主要包括培训业务量、培训质量、经济收入、社会效益等方面。

3. 培训教师承担日常培训工作的课时费标准与其从事临床工作的收入水平相当，承担有偿培训的课时费标准，根据具体情况制订并报批、执行。

4. 机构收支专门建账。设立专项基金，专门资助教育、教学研究项目和体系化课程建设。

三、技 术 类

机构针对院内、院外各类各级人员开设、开发培训项目，项目内容丰富，逐步形成体系。

（一）基准性训练项目

1. 青年医师“三基三严”培训与考核形成体系，内容清晰，方案科学，有吸引力。

2. 建设执业医师资格、护士执业资格（理论）考试模拟题库，供需求人员使用，并能给予学习指导。区域医学中心的临床技能培训机构应能开设执业医师资格、护士执业资格（理论）考试培训课程。

3. 开设的临床基本操作技能（单一项目）训练科目不低于120项。

4. 开设的临床综合操作技能（综合项目）训练科目不低于80项。

5. 临床思维训练科目覆盖各个临床专业的主要常见疾病。

6. 医学影像、临床病理、临床检验及功能检查技术类通识培训科目形成体系。

7. 各临床专业（科室）积极开展本专业领域先进技术应用研究和业务培训工作，建成一定数量的培训科目。

8. 以相关管理工具使用为主要内容，开设医疗质量管理、医院信息系统、病案管理、药事管理、人力资源管理、运营管理、就诊流程设计、健康教育、后勤保卫、保洁照护等培训科目，并各自形成体系。

9. 积极运用虚拟仿真、远程教育等教学手段。重视教学方法研究，强调以训为主，注重效果、效率，培训方案详细、清晰。

（二）鉴别性训练项目

1. 分类建设观赏类、研讨类、参与类等医学人文培训科目，供不同员工群体培训使用，如医学题材经典影视作品、医学任务先进事迹讨论、“小丑医生”公益活动等。

2. 开设医患沟通、师生交流、同事协作等体验类训练科目。

3. 能承担有关职能部门安排的旨在丰富员工文化生活品质的各类活动，活动与日常工作相结合，目标明确，计划具体。

4. 关注员工职业与生活压力，以巴林特小组等方式开展培训活动。

5. 基于院史、院情，建设团队精神类培训类科目。

（三）质量评估与改进

1. 对受训人员开展培训效果调查，对培训质量开展第三方评价，相关结果用于指导培训科目/课程的调整、培训方案及教学方法等的改进。

2. 编撰机构年度工作汇编和发展动态自我评估报告。

四、产　出　类

（一）人才培养

1. 机构各类培训教师数量充足，占医院员工总数10%以上，成为医院发展进步的核心力量。

2. 每名培训教师每年均承担培训业务，且工作量不少于2课次/月。

（二）社会效益

1. 具备示范功能，对外开展师资培训，为区域内或全国范围内的医学院校与医院的教师及管理人员提供参观、交流和学习的平台。

2. 承办重要的医学教育教学竞赛、学术会议或活动，且水平逐步提高。

3. 重要工作或成果经媒体传播，产生较广泛、积极的影响力。

4. 重视医学教育、社会科学类项目申报工作，有在研项目且能不断深化、拓展。

5. 重视教学研究、经验总结等工作，相关成果在会议、期刊等交流或发表，且数量逐年增多。

6. 经医院组织的自我评价，认为培训机构的工作可逐步提升医院的社会影响力，且认同率不低于80%。

7. 医院员工认为培训机构的工作让自己获益，认同率不低于80%。

（三）经济效益

1. 机构有偿培训的直接收入稳步增加，与机构人员劳务支出、能源消耗费用实现平衡或略有盈余。

2. 经医院组织的自我评价，认为培训机构的工作可提升员工能力，进而直接提升医院的服务水平和技术水平，扩大医院业务量，认同率不低于 80%。

3. 医院借助于对外培训业务提升医疗、教育之外第三产业的收入，至少与机构基础设施、设备年折旧费用实现平衡。

上述 4 个方面共计 52 条内涵指标，基本涵盖了医院各岗位人员所需素质和能力的培养所需，反映了医院技能培训机构与医院一般科室之间的业务差异，体现了医院技能培训对医院持续全面发展的核心推动价值。深化医院技能培训机构的内涵建设，必须坚持“以人为本”的根本要求。就受训者而言，其岗位类型多样，学习需求各不相同，机构必须为他们分门别类地建设课程体系和教师队伍；对培训者而言，其岗位工作要求标准高，总体工作量大，必须得到足够的支持和激励；对医院而言，一支优秀培训教师队伍是保证其医疗质量和服务水平的核心力量，必须精心培育；对卫生事业而言，技术人员职业培训是其成长发展之基，理应格外关注和参与。

本章小结

满足院校/毕业后医学教育需求，满足院内/外继续医学教育需求，是医院建设技能培训机构的两大根本任务。围绕两大任务，医院必须加强培训机构基础条件、管理体系、技术业务、培训质量 4 个方面的建设工作，力争实现经费收支平衡、社会效益显著 2 个目标。

为便于大家理解医院技能培训机构的内涵，我们给出了 52 条参考指标，其中有的指标要求比较具体，有的则比较宽泛。医院自己设计这些指标时，“以人为本”的理念必须能够得到充分的体现，促进医院全面发展的目标必须能够得到最大限度的保证，这是医院技能培训机构得以生存并彰显价值的 2 个必然要求。

第四章　医院技能培训机构规划设计

在多数医院的中长期规划方案中，培训工作往往被视作手段体现于总体规划之中，或分散体现于人力资源发展、学科发展、医院文化建设等专项规划之中，很少被单独上升到战略层面。但是，当我们将技能培训业务设定为医院发展核心竞争力时，就需要对医院原有的规划方案做出调整，并对该业务机构的建设进行专门规划设计。

医院原有规划方案调整和培训机构专项设计，都必须由医院顶层主导和实施。规划调整的重点，一是要对医院技能培训工作的重要性进行充分论述，并将其清晰地体现于医院总体规划方案之中；二是要对医院技能培训机构建设的条件要求与作用发挥进行梳理、分解，并系统地体现于学科发展、人力资源发展、功能布局、文化建设等专项规划方案之中。至于培训机构专项设计，因其具有跨行业、涉足领域广而深等特点，故必须在医院顶层主导之下，抽调多部门人员成立专班组来具体实施。

为了给医院技能培训机构规划设计提供参考意见，本章内容就其规划工作如何组织，如何制订机构目标定位、功能、岗位与职责、管理机制、进度规划等逐一进行了讨论。至于机构的基础建设，虽然也是规划设计的必备内容，但它具有一定的特殊性，故于第五章单独阐述。

第一节　规 划 组 织

“医院技能培训机构建设规划方案”编制工作由医院规划编制工作领导小组统一领导，医院院长是该工作的第一责任人，负责成立专班组，并应作为组长带领大家完成规划设计任务。专班组副组长应由培训机构临时负责人担任，成员需包括教育培训部（或教务科）等医学教育部门、医务部、护理部、人力资源部、运营部、基建部、价格办等部门负责人，以及相关学科资深培训教师。领导小组与专班组的职责应区分清晰，各自任务应具体明确，工作落实应衔接紧密。专班组可外聘顾问，顾问一般由临床医学实验教学领域或医院管理领域的专家担任。

领导小组的主要职责，一是制订医院技能培训机构建设的目标定位；二是对规划设计方案中的重要任务，制订完成计划的进度要求。为此，领导小组需要组织多种形式的学习活动，深刻理解参与医学全程教育教学工作的形势任务及其对于医院发展的重要意义，进而更新办院理念，统一思想，精准确定培训机构的建设目标。领导小组还需要认真研究医院及其所在地域的医学教育教学工作现状与发展需求，以便为最终审定“医院技能培训机构建设规划方案”的具体内容和进度计划奠定基础。当然，领导小组成立之后的基本任务还包括拟定前期工作计划、规定设计方案框架格式、明确提交审定时间等，以确保后续工作执行有力。

专班组负责机构建设规划设计方案编制的具体工作，需要在领导小组规定的时间内，围绕领导小组设定的建设目标，深入研究项目背景、机遇和挑战、专项发展目标、重点任务与举措、实施进度与考核标准、保障措施等规划编制要素，有序推进规划设计工作。编制过程中，专班组成员必须深刻理解医院参与医学全程教育教学工作的形势任务及其意义，以提高站位；同时必须广泛调研，充分听取顾问意见，以开阔思路；最后还必须紧密结合自身实际，坚守开放自主、务实创新的原则，才能保证规划方案的先进性、科学性和可行性。

医院技能培训机构建设是医院业务拓展方面较为特殊的重大项目，需要一定数量的经费投入，还会牵涉人事调整工作，因此公立医院必须按照“三重一大”决策制度规定，充分听取职工群众的意见和建议，经过领导班子集体讨论研究，批准后才能付诸实施。其中，广泛听取职工群众意见和建议的过程，也是进一步统一全院职工思想、凝聚全员共识的过程，有利于未来设计方案的实施。

第二节 目标定位

人才是医院发展的第一要素。在我国医学人才培养过程中，除了刚入学的几年，其后漫长的职业成长过程都离不开医院（图 4-1）。当前，我国医务人员规范化培训工作日渐成熟，从医师到护师，再到临床药师，“医教协同”政策已在深刻地改变着我国医院的建设模式。

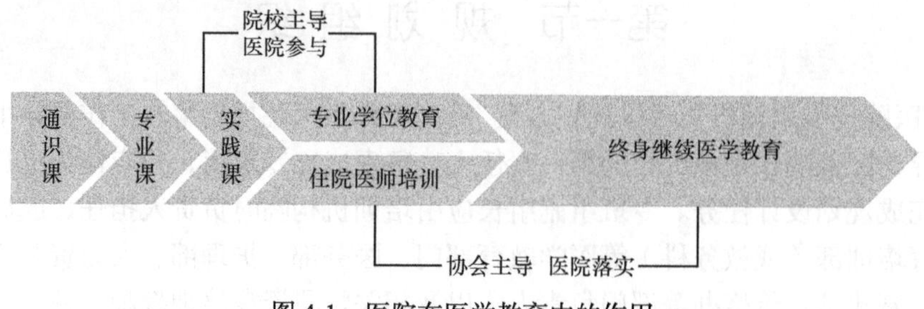

图 4-1 医院在医学教育中的作用

在相同类型和级别的医院中占据引领地位，这无疑是每一所医院都向往的发展定位。这样的定位，需要医院树立并实现医疗质量与服务、医学教育、医学研究、医院管理等各个方面的宏伟目标，而这些不同业务及其各自目标之间又存在着彼此依赖、相互影响的联系。

在相同类型和级别的医院中，占据医院技能培训业务的引领地位，当然是医院建设技能培训机构最理想的发展定位。这样的定位，同样需要医院设立并实现师资队伍建设、基础条件保障、管理体系建设等各个方面的远大目标，才能最终得以成功。

作为新生事物，医院技能培训机构建设在起步阶段其实较易取得阶段性成绩，但是，该机构的内涵十分丰富，并且其内涵会随着社会、行业的发展而不断调整，因此，对该机构的目标定位不能局限于短期利益，必须要有尽可能长远的考虑。

（一）定位要素

定位强调战略思维，可以大胆，但不能罔顾实际，医院技能培训机构建设的定位也是如此。拟建设的机构是国际化的，还是区域性的？强调精英教育，还是强调职业化培养？是全面建设，还是以特色取胜？这些都是医院决策者必须认真思考的问题。

关于医院技能培训机构建设定位的思考，我们概况了以下6个方面的分析要素。

1. 效益　一家医院要不要建设临床技能培训机构？为什么要建设？这是决策者必须深刻思考和回答的基本问题，该问题归根结底其实就是有无“效益”，而可及的社会效益与经济效益最大化，是医院技能培训机构建设定位必须遵循的原则。分析上述问题，前提是要充分了解本院现状、发展规划及拟开展技能培训业务的范畴。

在社会效益方面，公益性是医院的基本属性。医院利用好现有的有限资源，科学规划技能培训机构并持续投入建设，以不断增强医院培养人才、培训员工的能力，更好地服务于医学教育、医疗卫生的行业发展需求，从而最大限度地满足人民群众日益增长的健康需求，这无疑就是医院更好体现公益性，赢得社会效益的重要途径。

在经济效益方面，医院技能培训机构的收益可分为直接、间接收益两个部分。前者包括建设过程中可能获得来自医学院校、政府财政、社会组织提供的建设经费，以及为政府、其他单位、个人提供培训服务的收费与其附带收益（如住宿、餐饮等）；后者主要是医院员工能力提升之后为医院带来的经营性收入增加，其效益具有长期性特点。

2. 服务对象　医院内部员工是医院技能培训机构的固定服务对象，高等医学院校、职业技术学校、卫生行政部门、其他医疗机构和医务人员个体是其潜在服务对象。了解本院可能面向的各类潜在服务对象的基本情况，理清本院与各类服务对象之间的社会关系，有利于准确有序地选择性吸引服务对象，不断扩大和优化服务对象类型，这是医院技能培训机构建设准确定位的前提。

3. 需求　不同的服务对象群体，有着不一样的近期、远期需求。梳理这些需求，按照其是否易于满足进行分类，筛选出其中最普遍、最迫切、最具挑战性的需求，这是医院技能培训机构建设准确定位的关键。

4. 竞争　医院技能提升的渠道多种多样，包括院校培养、进修、学术交流、培训班、竞赛、自主学习等，本院拟建设的技能培训机构业务与院校、其他医疗机构、社会培训机构等在哪些方面存在竞争关系？是选择填补空白、差异化发展，还是选择迎难而上、努力提升核心竞争力？这是医院技能培训机构建设定位的基本内容。

5. 自身实际 不同的医院，开展技能培训业务的支撑条件各不相同。机构的功能设计与拟开展培训项目是否具有一致性，仪器设备能否满足拟开展培训项目的要求，与之匹配的培训教师教学能力如何，都是医院技能培训机构定位的制约因素。正视上述制约因素中存在的不足，跳起摸高，果断提出针对性的解决办法，这是医院技能培训机构建设准确定位的基本要求。

6. 品牌 医院技能培训机构建设定位要有“品牌”意识，前述找准服务对象、满足服务需求、理清竞争关系、立足自身实际、明确建设内容、追求最大效益的研判过程中，要防止出现简单迎合需求、短期被动建设的倾向，要坚信服务对象可培养、服务需求可创造的理念，不断提升本院技能培训的知名度、美誉度，通过品牌化建设保证其长久性竞争优势。

（二）目标要素

医院技能培训机构“定位规划”完成之时，也就是其“建设目标”明晰之始。“目标”必须严密契合于“定位”，其标准只可高于“定位”而不能有丝毫降低。“目标”内容主要包括基础条件、管理体系、技术业务三大类别；三类内容的衡量指标又体现在培训质量、经费收支和社会效益三个方面（见图 3-1）；落脚点则是机构设计诸多内涵指标的整合建设。

结合医院自身实际，归纳整合内涵指标之后确立的建设目标，不管其数量多少，各项建设目标的具体内容安排都必须体现目标设置 SMART 基本原则。

1. 明确具体（specific） 目标不能是模糊的、粗略的。

2. 可测量（measurable） 目标要可以衡量，不能量化的要具体化、清晰化、细节化。

3. 行动导向（action-oriented） 要求小目标、大目标一致，短期、长期目标一致，有具体操作的可行性。

4. 务实可行（realistic） 要求目标大小合适，必须是通过切实努力可以达成的。

5. 有时间限期（time-related） 必须在规定时间内完成目标，不能让目标遥遥无期。

举个例子，西部地区某市州某三级乙等医院是某医学院校临床医学专业本科生实习基地及某住院医师规范化培训基地医院的联合培养单位，同时承担着本市州乡村医生全科转岗培训工作任务。该医院承担了一定的医学人才培养工作，建设“临床技能培训室”是基本要求，医院想以此为契机将“临床技能训练室”拓展为全新内涵的“医院技能培训机构”，定位为“市州领先、西部先进的基层卫生人才技能培训基地”，该医院应该如何设定其“师资队伍建设”工作的目标？

分析上述医院技能培训机构建设的定位，可知其服务主要面向西部地区基层卫生人员；其服务对象主要是地方卫生行政部门，同时要兼顾医学院校、住院医师规范化培训主体基地需求，以及本院职工职业培训需求；其品牌设计目的是要求基础建设、管理体系、技术业务及产出达到“市州领先，西部先进”的水平；其竞争关系较简单，经济效益期望值不高。

理清了该医院技能培训机构的定位，再分析其“师资队伍建设”目标的设计，可以看出“师资队伍建设”只是“基础条件”建设的一个具体内容，按照行动导向的要求，其目标自然必须设定在达到或超过“市州领先，西部先进”的水平，且应符合总量明确、类型明确、标准具体、建设途径清晰、符合实际状况等其他基本原则。由此，可以对该医院“师资队伍建设”目标分解、细化为以下五项任务，但不限于五项任务。

（1）×月之前，选拔一名临床教学经验丰富、科室管理能力较强的人员专职担任医院技能培训机构主任。基于现实状况，拟聘请一名省内外知名临床医学实验教学专家担任业务主任，聘期 3 年。

（2）×月之前，给医院技能培训机构配置两名专职管理人员，应分别具有全科医师转岗培训、临床教学管理的工作经历或兴趣。

（3）×月之前，以个人报名、考试、面试等方式，分成临床医技各科室医师、医院综合管理、护理与服务三个类别，按照全院员工总数近 1/3 的比例初步遴选教师，前者占比可略高。

（4）将初步遴选出的教师分组，聘请院内、外专家给予基本素质、专项能力两个阶段的培训，前者包括××、××、××，后者包括××、××、××，培训固定在××、××时间段，为期×个月。培训后考核合格者授聘为×类别培训教师。

（5）培训教师应重视所承担培训项目的教学研究，及时总结经验并积极用于改进培训质量，每年撰写一份经验总结报告，用于交流。

上述“师资队伍建设”目标细化的示例不一定精准，用作示例的主要目的是突出“目标要素”分析思路在设计机构建设目标工作中的重要性，同时帮助大家确立医院技能培训机构建设目标设定工作并不复杂的认识。

第三节　功 能 设 计

医院技能培训机构功能设计是系统性、创新性工作，需要熟知医院技能培训业务现状和服务对象需求，紧扣机构目标定位要求，既要求全面，又必须有所侧重。机构的功能设计要强调前瞻性，有些功能目前可能无法实现，但又极具潜在价值，这些功能可列为分批次待建功能予以设计。

为了保证培训机构功能设计的系统性和全面性，我们将其划分成主体功能和延伸功能两个类别。不同医院可以结合自身实际，参考该思路来设计本单位培训机构的功能。

一、主 体 功 能

培训医院技能，是医院技能培训机构的主体业务、核心功能。按照业务领域，可将主体功能区分为临床工作技能、运营管理技能、工勤保障技能三个方面。不同的医院根据自身状况，可选择其中的部分功能优先建设，以打造特色，并发挥引领作用。

培训临床工作技能的功能涵盖了临床各专业科室的诊疗操作技能和心智技能培训，以及医患沟通、病患管理、质量分析等技能培训。这些功能可以按照学科领域进行分类，也可以按照难易程度进行初、中、高的分级，其中的特色亮点功能应当具备较强医疗技术能力的支撑，一些交叉学科领域技能训练功能比较容易打造，也可以作为特色亮点功能进行设计建设。

二、延 伸 功 能

医院技能培训主体功能不可能孤立存在，它会受医院其他功能的制约，也会影响医院的其他功能。其影响可能是正向的或反向的，也可能是溢出的，这主要取决于主体功能健全与否及其价值利用率的高低。

在内部延伸方面，医院技能培训活动作为载体，将直接影响团队精神培育、医院文化塑造和学科专业调整等，这些功能需要一并做出概念性的设计。

在外部延伸方面，医院技能培训机构建设拓宽了医院产业链。当外训业务量较大时，医院可能需要独立或联合相关企业为受训人员提供住宿、餐饮类服务；一些培训项目或产品可能得到开发，并通过线上或线下的途径进行销售。虽然这些功能需求通常会伴随着医院技能培训主体功能的发展壮大而逐步显现，但在开展培训机构功能设计时就应该有所考虑，以免错失在机构基础建设阶段改造此类延伸功能的机会。

在横向扩展方面，以医院技能培训工作为纽带，延伸设计对外交流与宣传、优秀人才发现与聚集两项功能，具有事半功倍地提升宣传质量、提高选才效率的价值。

当然，上述延伸功能必须紧紧围绕主体功能进行设计，在针对延伸功能进行人、财、物计划安排时，要注重内部资源挖掘和整合，不宜另起炉灶，加大成本。

第四节　岗 位 设 置

岗位设置是医院技能培训机构建设规划目标中的一个内容，但具有一定的特殊性。科学分工、明确职责是岗位设置的基本要求，与大目标高度一致，与机构定位相匹配，是岗位设置的关键。

岗位名称、职数、职责是岗位设置的基本内容，是管理体制建设目标的具体体现。现阶段，院长领导下的机构主任负责制可能是最有利于医院技能培训机构建设发展的管理模式。按照该模式，机构管理人员及专职管理岗位需要由医院设置，机构内部业务岗位则应该由机构自行设置，但机构自行设置岗位的名称必须符合医院的规范要求，不宜使用与行政管理岗位近似的命名。

以一般三级医院为例，医院给其技能培训机构设置的岗位及职数、人员建议如下。

一、机 构 主 任

机构可设主任、副主任各 1 名，均应由医院技能培训业务和教学研究能力均较突出的专业人员担任，两人承担的培训业务范畴应该互不相同，以便于两人各自示范引领一个类别培训业务的建设发展。

二、机构业务主任

机构业务主任是机构建设起步阶段可以设置的岗位，目的在于通过外聘业务专家帮助机构主任快速提升管理水平或领衔快速建成一个急需类别的培训课程模块。如果机构需要同时配置多名机构业务主任，则其擅长的培训业务领域必须相互区别，不可雷同。

三、机构教学秘书

机构主任（副主任）应该配备 2 名兼职机构教学秘书，协助机构主任（副主任）分别完成培训业务组织、教学研究两个方面的具体工作，同时教学秘书需要承担一定量的教学设施管理任务和具体培训业务。

四、机构专职管理人员

医院技能培训机构的场地可能较分散，因此相关教学仪器设备的管理工作必须严格、规范，配备至少 4 名专职管理人员（包含 2 名教学秘书）应是最基本的要求。当然，由于教学秘书主要承担业务组织管理任务，其分配的仪器设备管理任务应适当减轻。

以上至少6名设岗人员及机构业务主任的工作任务主要有三，一是组织管理，二是培训教师，三是承担具体培训任务。由此增加的人力资源成本可以通过削减既往分散于相关职能部门之中从事内部培训、宣传、健康教育、市场联络、图书管理、教学培训与管理等工作的人员来予以消化。

医院技能培训机构的高效运行离不开其他部门、科室的指导、支持和监督。在管理体系上，机构行政事务应归于医教、科教、教培等职能部门（科）管理，由该职能部门（科）通过院长办公会等途径来研究和解决机构建设发展重要问题，并减轻培训机构行政事务负担，同时这也有助于化解院长领导下的机构主任负责制可能产生的一些问题。在业务体系上，机构与业务科室、医务、护理、市场、人力资源、运营、党群等众多科室、部门关系密切，事实上这些科室、部门的人员也是机构师资和培训对象。此外，医院还应该组织相关职能部门、科室主要人员成立“机构建设与质量管理委员会”，由此构建机构行政管理、业务建设两条途径，让决策、管理、执行三个层级的任务分工更加明确，从而保证技能培训机构的有效运行。

上述培训机构管理与运行组织架构示意见图4-2。

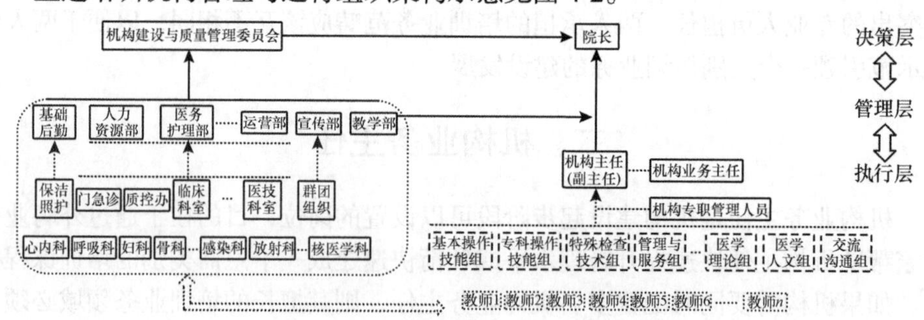

图4-2 医院技能培训机构组织架构示意

第五节 岗位职责

一、机构主任（副主任）职责

机构主任实行任期制和任期目标责任制，任期×年（一般3～5年），可连任×届。机构副主任协助主任开展工作。机构主任（副主任）职责如下。

1. 积极学习现代医学教育理念和方法，深刻理解机构规划建设方案内涵，按照进度计划提交基建、仪器设备等建设方案，为实现机构规划建设具体目标做出积极贡献并取得实效。

2. 明确机构培训业务范畴，设计相应的培训课程/项目，合理制订课程/项目建设进度计划，按期完成培训课程/项目建设任务。

3. 负责组建和管理与培训课程/项目需求一致的培训教师团队。率先垂范，切实引领教师团体不断增强素质和技能，提高培训质量，使其成为医院建设发展的骨干力量。

4. 熟悉机构开展的各类别培训业务。立足机构现状与发展需要，积极组织教学研究工作，凝练若干个研究方向，形成成熟的研究方案，取得一定的研究成果，不断提高培训水平。

5. 制订机构年度工作计划，确定重要活动的开展时间和培训业务量目标，如期实现工作计划目标。

6. 牢固树立成本、效益意识，积极拓展对外培训业务。

7. 遵纪守法，履行党风廉政“一岗双责”责任。按期提交机构年度工作报告，接受目标责任考核。

8. 认真总结工作经验和教训，为机构进一步的建设和发展提供系统化的意见建议。

二、机构业务主任职责

机构业务主任实行聘期制，根据机构主任提出的受聘人从业领域要求等由医院选聘，聘期×年。机构业务主任职责如下。

1. 引进新的医学教育教学理念，向医院提供机构建设与发展的方向性意见和重要建议。

2. 帮助机构主任完成培训教师和培训课程/项目体系的规划工作，并对规划方案的落实情况提出独立的评估意见和改进建议。

3. 积极展现学术水平，领衔建设一个急需类别培训课程/项目及其教师队伍，充分发挥示范引领作用。

4. 关注机构教学改革研究动态，指导机构确定教学改革研究方向，审定教学改革研究方案，帮助机构争取教学研究成果。

5. 按照机构需要，参加机构的重要活动。

6. 协助机构争取院外项目、经费，积极对外宣传机构特色，努力扩大机构影响力。

7. 以提高机构全员业务素养和能力为主要内容作专题报告或辅导，每年不少于2次。

8. 按照医院约定的要求及时提交年度述职报告。

三、机构教学秘书职责

机构教学秘书是机构主任（副主任）和机构业务主任的培训工作助理，主要协助他们做好培训行政管理和培训业务组织工作，主要职责如下。

1. 收发文档，及时做好行政管理和教学组织等档案收集、整理、保管工作及机构网页的具体管理工作。

2. 承担机构大型活动和培训工作的组织、协调任务，负责报告整理和会议记录工作。

3. 协助领导持续推进机构的教学改革研究工作，熟知项目研究进展情况，及时报告阶段性研究成果。

4. 负责培训任务和计划制订工作，汇总承担培训任务的教师及学生名单，经机构主任审核后及时下达培训任务。

5. 负责机构人员管理、考勤、考核具体工作，承担各岗位工作检查、统计、督导信息的汇总任务。

6. 负责日常报销工作，并完成上级领导交办的其他任务。

7. 担任培训教师，承担部分项目培训任务。

8. 承担一定量的管理员工作。

四、机构专职管理人员职责

机构专职管理人员按制度行使管理职权，履行管理义务，以维护培训秩序、保证机构培训场所运行规范为主要任务。主要职责如下。

1. 熟悉培训场所设施、设备、仪器及耗材等的品种规格、性能特点、使用规程、保养常识及库存等状况，负责其分类管理和安全维护，确保完好可用。

2. 负责仪器设备的使用、借用、损坏报赔、送外检修、报废注销、出入库（账）管理登记和审批手续存档工作。

3. 熟悉各类培训业务的组织流程和具体需求，及时领发培训所需物资和文档资料。

4. 维护培训场所室内环境整洁卫生，熟悉培训教师和受训学员信息，协助维持培训场所秩序。

5. 协助完成仪器设备购置计划制订、项目申报、资金申请等具体工作，并完成上级领导交办的其他任务。

6. 负责培训文档资料填写、收集、整理和分析工作，按时上报、存档。

7. 关注机构活动和发展动态，为机构网页积极提供稿件。

8. 担任培训教师，承担部分项目培训任务。

第六节 管理机制

医院技能培训机构管理机制的规划，是以其组织架构的设计为基础和载体。

培训机构作为医院体系中的一个子系统，一方面必须按照医院为其设计的管理机制运行；另一方面必须依其原则制订自身内部运行的各项制度（见本书机构篇）。该二级管理机制及其相关制度必须与机构的功能和目标定位设计高度一致，同时必须遵循医疗培训业务的客观规律，必须符合所在区域的医疗培训业务环境特点，从而体现管理机制的内在性、系统性、客观性、自动性和可调性特征。

管理机制本质上是管理系统的内在联系、功能及运行原理，具体而言不外乎运行保障、动力供给、规范约束三大机制。由于不同医院规划的技能培训机构功能与目标定位不尽相同，其所制订的三大机制侧重点和具体内容也会有所差别，文件的表述也可能各具特点，为此，本书仅对医院技能培训机构管理机制的主要内容及其要点进行梳理，并对其相关要求给予简单阐述，以满足不同医院制订其技能培训机构管理机制文件时的基本参考需求。

一、运行保障机制

运行保障机制是所在医院对其技能培训机构运行方式做出的整体性、原则性规定，属于机构驱动性机制，根本目的在于保证其发展的可行性和高效率，主要包括以下四项规定。

（一）岗位设置与岗位职责

岗位设置与岗位职责是机构运行保障机制的基础性制度，事关该子系统主体架构的完整性，制约着机构建设与发展的进程，是医院做出技能培训机构建设决策之后必须首先设计的一项重点制度。本章第四、五节以一般三级医院为例，给出了其技能培训机构管理岗位设置及岗位职责的建议，不同类型的医院可以参考该建议方案，根据自身实际状况，以发展的眼光设计其机构的管理岗位和岗位职责。

需要注意的是，医院临床技能培训机构的有效运行离不开院、部两级管理制和机构主任负责制的落实，这一关键点必须在医院制订的文件中给予明确的阐述。具体而言，一是要给机构主任在机构下设业务组织单元、教师遴选及具体业务运行等方面做出明确的授权；二是要规定医院行政管理部门对机构重要工作方案进行备案、监管的职能。

（二）机构建设与质量管理委员会工作制度

医院技能培训机构建设与质量管理委员会（或其他名称）是管理临床技能培训机构的医院内设业务性组织，其首要任务是针对机构建设发展重大问题给医院决策者提供建议解决方案，该组织能否充分发挥作用的前提是要对机构建设、运行状况及态势有足够的了解。因此，该委员会工作制度的核心内容在于如何设计自身运行、如何掌握机构状况两部分的内容。

1. 保证委员会自身运行方面的制度，其内容要点如下。

（1）明确委员会任期、委员内部分工，以及委员数量、遴选方式、来源部门（科）、任职条件等事项。

（2）规定委员会每年定期召开的条件、时间。

（3）制订委员会会议组织流程、议事规则。

（4）规定委员会会议的提案方法和要求。

（5）对委员会会议形成决议的上报和执行反馈做出明确规定。

（6）规定委员会提交年度工作报告的义务，必要时需述职。

（7）制度需对委员会工作经费、场地等保障条件做出规定。

2. 促进委员会掌握机构状况及动态的制度，其内容要点如下。

（1）规定技能培训机构必须先行提交委员会审核通过，方能提交院长办公会研究的事项内容，至少要包括机构年度工作计划、机构年度工作报告。

（2）规定技能培训机构必须提交委员会备案的资料内容，至少包括内设业务组织单元设置方案、教师遴选及师资培训组织方案。

（3）委员会成员分工方案中，必须对其经常性现场调研技能培训机构的义务做出明确规定。

（4）委员加入技能培训机构内部微信群、QQ 群，有助于委员快速、便捷地了解机构情况，在制度中对此可以做出明确规定。

（5）委员会有义务就技能培训机构建设发展的突发重大问题召开会议，或采取其他方式予以指导、协助。

需要强调的是该委员会成员的遴选条件必须分类制订、区别对待，切忌将业务、行政等不同工作性质成员的遴选条件混为一谈。

（三）规定行政事务处理流程相关规定

按照机构组织架构图（图 4-2）的示例规定，机构行政事务须经教学部门上报院长办公会研究、批准，该架构符合国内公立医院管理模式要求。在民营、混合等性质的医院，或新型公立医院的组织架构中，医院技能培训机构也可以设置为业务、行政职能兼备性部门，独立履行议案提交、执行与转交执行等职责，以进一步提高工作效率。

组织架构不等同于行政事务处理流程，后者必须单独做出规定。医院技能培训机构行政事务处理流程的设计，可以根据医院内部行政事务、医院外部行政事务两条主线进行。两条主线既有交集，又有区别，共同构成一个主动、高效的事务处理系统。

该制度设计的内容主要涉及机构人、财、物的配置、使用、调整等事项，如年度经费预算、设备购置计划、表彰奖励方案、专项项目或活动方案等，或报备、通报，或申请研究、批准。

该制度设计的要点在于流程规范、职责清晰、衔接高效。

该制度设计的基本要求在于对各项具体事务的归纳和集中，进而将其科学地纳入两条主线。

（四）承办培训活动及其保障相关规定

对医院技能培训机构来说，获得并办好培训活动是其存在和发展的最基本条件。为机构获得并办好培训项目制订规范、提供保障，是医院管理者的责任，为此医院有必要出台专门的制度。该制度需要明确两个导向：一是要将获取培训项目的任务和目标明确地交给机构；二是要为培训活动项目的获取和承办提供充足的支持。

上述第一方面内容规定的要点应该如下：①技能培训机构必须积极争取承办培训活动项目，其到院内、院外开展培训活动项目的数量在×年内应持续增多，增幅应达到×%。②技能培训机构必须重视培训项目类型的深入化和多样性，×年内新增培训项目类型须达到平均×个/年。③各项技能培训活动的学员满意率必须达到较高的水平（如超过 90%），满意率低于 80%的项目须暂停整改一个年度，整改验收合格后方可重新开设。

上述第二方面内容规定的要点应该如下：①机构应重视技能培训活动相关资讯的获取，医院领导和各个部门（科）有义务向机构积极提供相关资讯，相关数据应在机构年度工作报告中专门体现。②医院应根据前述目标任务量规定，设立与之匹配的培训活动立项工作专项基金，其初设基金为×万元，按照×万元/年的额度持续滚动投入。③医院领导应重视培训机构建设，根据机构需要积极参与培训活动。④医院后勤部门负责人应根据机构需要积极参与培训活动筹备会议，认真做好后勤保障工作，学员对后勤工作的满意率应超过 90%。

需要注意的是，“承办培训活动及其保障相关规定”也兼具动力供给作用，只不过其在保证培训机构正常运行方面的作用更加明显。该规定的设计还需要符合以下两点基本要求：①相关业务量的规定必须与机构建设发展规划、年度工作计划等具体内容保持一致。②该规定设计既要充分体现医院促进培训机构稳步、长远发展的基本导向，也要清晰传递医院在培训机构建设起步阶段加大压力的信号，力争找准压力与承受力之间的平衡点。

二、动力供给机制

动力供给机制是所在医院为了推动其技能培训机构业务发展做出的全方位、导向性、个性化规定，根本目的在于提供动力，保证其发展的合理性和高速度，主要包括以下四项规定。

（一）基础性绩效相关规定

该规定属于利益驱动类管理机制，是机构运行动力供给机制中最基本的力量，应符合医院内设教育培训机构的现实情况和客观规律。该规定无须单独发文，只需修订医院原绩效分配方案，予以体现即可。其内容要点如下：①技能培训机构固定岗位人员的基础性绩效收入不得低于本院同级别临床业务岗位人员的收入水平。②非创收性培训课的学时费应高于其他计划内教学的学时费。③创收性培训课的劳务费是项目成本支出之一，其标准需在测算创收收入和其他支出的收益率基础上制订，一般以30%为宜，同时应采用扣发结余款滚动投入培训基金等方式控制其发放金额上限，以防止出现工作必谈绩效，两者简单挂钩的不良倾向。

该规定的设计讲求平衡有度，具有一定的难度。该规定既要能够突出体现医院对于技能培训业务的重视程度，又要能够充分体现多劳多得、优劳优得、少劳少得、不劳不得的基本原则，还要树立“全员促进培训机构的健康发展，努力工作、无私奉献，不以经济利益为上”的鲜明导向。

由此，该规定在细节上还需做好以下三点要求：①必须严格区分计划内教学（如本科教学）与技能培训业务，避免互相影响。②创收性技能培训的劳务费标准一般应与医院等时间量临床医疗工作劳动所得的标准相仿，但前者工作时间量的计算需适当考虑培训课程是否为新建，以及具体培训课的备课耗费时间，由此确定是否需要给予一定的激励倾斜。③同时承担技能培训、医疗或管理业务的人员，其医疗或管理方面普通工作的业务量可以适当削减，由此促进此类人员业务水平和薪酬待遇的同步提升。

（二）表彰奖励与惩处相关规定

该规定属于利益、社会心理混合驱动类管理机制，兼具催化机制作用，是基于医院技能培训机构现阶段的特殊性而制订的专项工作方案。可将评先评优、业绩奖励、违规处罚等一并做出规定，以便于员工学习运用，从而更好地发挥其导向性作用。其内容要点如下：①医院做出技能培训工作每年开展一次总结、表彰活动的规定，并确定活动举办的时间（如教师节）和规格。②规定表彰活动的奖项及其等次、具体名额，如奖励冠名（××奖）、奖项设计（××类），以及各类别各等次的奖励方式（奖杯、奖状、奖金等）。③规定表彰奖励的评选办法，包括确定组织部门、推送部门、参选条件、评选指标和评价方式等。评选活动可由医院办公室、宣传部或教培部等部门组织。推送部门应为培训机构，由其审核参选人年度培训业务量是否达标，材料是否真实，并给出机构评价意见。评选指标设计应侧重于培训科目/课程的社会需求度、创新性和培训效果。④规定机构全体工作人员奖励性绩效发放办法。其主要依据培训机构上个年度收支结余情况（含机构人员基础性绩效支出），参照年度考核结论、医疗岗位各类人员奖励性绩效系数等统筹计算后发放，发放总额可设定在年度收支结余量的一定比例上。⑤体现评先评优的导向作用。例如，给予获奖者不同程度的晋升晋级加分，优先获得锻炼、研修等机会，以促进先进分子更快地成长。⑥明确对严重违反培训纪律行为的惩处办法，包括明确严重违反培训纪律行为的类型、认定办法和相应的惩处措施。

制订该工作方案的细节要求或要点如下：①表彰奖励活动的“冠名”需体现医院历史沿革，以及其寄予技能培训机构乃至医院未来发展的愿景，既要体现品味，也不可过分夸大。②奖励对象应包括团体（机构下设业务单元）、个人两类；奖项设计必须建立在以学员为中心、以发展为目标的理念之上。③各类奖项“评选指标”设计必须避免宽泛、格式化和形式主义，要以支撑各类奖项所需的“实绩”为依据，着重从先进性、新颖性、社会效益、经济效益等角度对该“实绩”进行客观性评价，同时要将学员反馈意见、第三方评价意见纳入指标之中。④评选办法应对加大活动宣传力度做出专门规定，同时要做出关于公开展示全部参选材料的具体规定，以实现“促进交流、鼓励创新、激励奉献、扩大影响”的目的。⑤机构全体工作人员的奖励性绩效发放，必须坚持“有结余，才发放”的原则，以培养团队的节约节能与开源增收意识，保证机构的可持续发展。⑥严重违反培训纪律行为应由医院给予惩处，其中，对机构负责人和具体管理人员的连带责任及处罚措施必须做出明确规定。

（三）强化内训工作的具体办法

开展内训工作是外培业务建设的孵化园和试验场，必须统筹规划、鼓励创新、精心设计、先行先试。内训工作并不产生直接经济效益，但由此打造出的 WHO“五星级医生”团队将成为医院最宝贵的资源，可带来更持久、更巨大的社会效益与经济效益。借助内训活动凝练的优质培训课程/项目和遴选出的优秀培训教师，即是用于对外业务培训的优质资源，蕴含着经济效益。

内训方案是医院技能培训机构年度工作计划中的一个专项工作方案，由机构制订，经“机构建设与质量管理委员会”审核和院长办公会批准后，以制度文件的形式发布实施，具有计划性和强制性等属性。承担内训任务的教师系本院人员，培训对象涵盖了医学院校教育、毕业后教育、继续医学教育各阶段、不同类型的院内人员，培训内容涉及医学技术、医院管理、健康教育、医院文化、医院服务等各个方面，具备对员工进行人生观教育、调动员工工作积极性、提升员工工作技能等多方面价值，属于社会心理驱动、政令驱动兼备类型的管理机制。

内训方案制订的主要内容如下。

1. 明确年度内训工作的原则和目标　总体原则和目标的设计必须紧扣机构建设的定位与总目标，与“临床技能培训机构建设规划方案”相契合。具体原则和目标的设计必须清晰，且符合医院实际。

2. 明确年度受训对象和训练方向　受训对象可以根据其所处的院校教育、毕业后教育或继续医学教育具体阶段归入不同的类别，之后再按照训练内容专业性质和难易层次归入不同的课程/项目系、列和层次，以保证对受训对象安排的全面性，对年度内训重心的清晰把握和对培训课程/项目的分类建设与汇总。例如，“医院新入职员工医院院史参观讲解”的受训对象为“继续医学教育”类别，训练内容属于“医院文化”体系“院史教育”之列的初级层次课程/项目。

对受训对象而言，院校教育和毕业后教育的培训对象均为学生，结构较为简单，易于分班编组和确定训练方向。继续医学教育对受训对象的培训方向和分班编组设计，则需要从其所在岗位和共性需求两个方面进行分析，前者以岗位专业能力提升为目标，由同类岗位工作人员组成学习班组，后者以职业素养全面提升为目标，由不同岗位工作人员组成学习班组。从岗位工作性质角度，可以将医院员工大致区分为管理、党建文化、技术、技术保障、服务照护、后勤保卫等群组。在培训方向上，其课程/项目可以大致区分为医院管理、临床技术、科教技术、健康教育、医院文化、医院服务等体系。

对受训对象进行类别、群组区分，对训练内容进行系、列归类，对训练课程/项目做出水平层次界定，其根本目的在于促进设计者及时发现各类受训对象在业务能力提升和职业发展方面遇到的重点、难点问题，积极思考其中的共性所在，使其更加科学地设计出相应的培训课程/项目。

3. 确定培训课程/项目实施的进度计划 内训方案实施的进度计划需区分受训对象类别、群组后分别制订。各类别、群组培训科目的选择既要立足于其现实需求，也要前后衔接，以便于汇总为培训课程。进度计划的安排应将成熟的培训课程/项目适当提前，不成熟或新建培训课程/项目适当延后并相对延长其间隔时间，以利于备课。

4. 确定培训课程/项目的培训教师及其备课要求 培训教师是培训机构的核心资源，针对培训课程/项目遴选和精心培养师资队伍是培训机构内部建设的核心任务。培训教师应优先在受训对象同一类别、群组内选择，必要时也可外聘教师，但不可长期外聘。明确培训教师的备课要求是内训方案不可或缺的一个内容，当然，在内训方案中只需给出提交训练方案/教案、修改审定训练方案/教案、试验性培训与验收的时间限制和备课负责人即可，至于训练方案的设计、讨论、修改，以及试讲、试训等活动何时、何地、如何组织则无须写入内训方案，但备课负责人必须全程参与，确保备课质量。

制订内训方案的要点和基本要求如下：①内训课程/项目必须是针对受训对象的需求而设计的，应当具有一定的急迫性、挑战性和普适性，必须防止出现以单纯增加培训业务量为目的而设计的培训课程/项目。②内训课程/项目的建设周期必须与机构规划方案相一致，一般以三年为一个周期。第一个周期内应该分步骤、有计划地完成预期培训课程/项目的建成任务，之后再不断予以完善和扩充。③开展内训的目的不仅是提升受训员工的素质和能力，更是为了遴选与锤炼一支优秀的师资队伍，建成一批优质培训课程/项目。因此，优秀教师和课程/项目的产出数量始终是内训方案设计的重要落脚点。④培训活动时间、地点的安排必须因地制宜。鉴于方案设计阶段在活动具体时间和准确地点的安排上存在困难，方案可以将培训时间分为工作时间、非工作时间两种，将培训地点分为教室、训练室、工作场所、其他区域等，从而给出大致的安排。对在职职工的培训活动应与实际工作情况相结合，设计训练方案/教案时必须考虑和优先选择在工作时间、工作场所开展培训活动。⑤备课负责人是第一轮培训课程/项目（新课程/项目）质量建设的关键，培训教师素质和业务能力全面提升是培训课程/项目质量持续改进的前提。因此，内训方案设计必须严格把关备课负责人的遴选。通常备课负责人应由机构主任（副主任）、业务主任及具有很高教学与业务水平的专家担任。

（四）年度计划、年度报告的审核评价制度

依据“临床技能培训机构建设规划方案”（见上篇第四章）制订机构年度工作计划，按时提交机构年度工作报告，是医院加强机构管理与考核的重要举措，是医院推动机构稳步健康发展的重要手段，与机构主任任期制、任期目标责任制相结合，客观上发挥着政令驱动类管理机制的作用。

机构年度工作计划与工作报告的内容应相互对应、具体化，以便于审核评价。其基本要求和要点如下。

1. 计划与完成的工作要能体现系统性、延续性的要求，三个年度计划完成的工作要与三年规划方案的具体任务相吻合。

2. 应包含合理投入与投入是否被有效利用的内容。

3. 年度计划与工作考核必须重视产出，其中对外培训经济效益、优质培训教师及优质培训课程/项目的培育数量是衡量产出的重要指标。

4. 牢固树立以受训学员为中心的培训质量评价意识，将其受训后业务能力增强、职业素质提高及培训效率作为制订计划和总结工作的核心要素，以可量化的方式体现在工作计划与总结之中。

5. 工作计划与工作报告可以分成院内培训、院外培训两个板块进行叙述，每个板块具体工作安排和业绩可以按照受训者类别、群组分类撰写。其中，院内培训工作计划同内训方案，该专项工作的年度报告也可单独发布。

三、规范约束机制

规范约束机制是所在医院对其临床技能培训机构做出的行为限定与修正相关的规定，根本目的在于保证其发展的规范性和高质量，主要包括对社会心理、权力、利益等方面进行约束的具体办法、规定。

（一）培训教师行为规范

制订本规范的目的旨在运用教育、激励的手段，不断提高培训教师团队道德水准，培养团队正确的世界观、人生观和价值观。此类规定重在导向，不必过细，主要内容可概括为以下几方面。

1. 模范遵守《高等学校教师职业道德规范》（教人〔2011〕11 号）规定的职业道德规范：爱国守法，敬业爱生，教书育人，严谨治学，服务社会，为人师表。

2. 模范遵守《医疗机构从业人员行为规范》（2012 年，卫生部等部门联合发布）的从业规范要求：以人为本，践行宗旨；遵纪守法，依法执业；尊重患者，关爱生命；优质服务，医患和谐；廉洁自律，恪守医德；严谨求实，精益求精；爱岗敬业，团结协作；乐于奉献，热心公益。

3. 熟知并坚决执行国家关于教师禁行、卫生行业纪律“八不准”等相关规定。

4. 认同医院加强临床技能培训机构建设的发展方向，对医院未来发展充满信心；认同医院技能培训机构规划建设方案，坚信参与培训工作既是奉献，也将受益。

（二）新闻宣传与信息公开相关规定

医院技能培训机构的新闻宣传与信息公开十分重要，这既是扩大其影响、发展壮大的需要，也是主动寻求监督、催生内生动力的手段。医院出台该规定重在约束，其目的：一是体现医院对该工作的重视程度，有力推动新闻宣传与信息公开相关平台高效、规范的建设与管理；二是对相关平台在机构接受医院考核评价时的用途和作用给出明确的说明，以促进机构持续做好相关平台的维护和运行工作。在强调必须遵守国家新闻宣传相关规定之外，该规定主要应该包括以下内容。

1. 规定临床技能培训机构对外服务使用的标准名称，并统一规范用于各信息平台，强化品牌意识。

2. 明确网络信息平台建设部门、技术维护责任部门（如宣传部）和运营管理部门（培训机构）职责，要求培训机构指定专人负责网络信息发布工作，并逐步建立新闻发言人制度。

3. 互联网页面、手机 APP 的版面设计需区分内训和对外服务，前者专供院内职工使用，内含培训教师教学工作的具体信息和教学资源，后者主要供院外人员使用，具备线上培训功能和对外宣传推广价值。

4. 鼓励培训机构充分利用报纸、宣传栏、展板、画册、电台、电视台、官方微博、招生就业会等媒介发布重要活动信息和培训成果。

5. 规定培训机构互联网页面信息是医院对机构及教师工作组织考核评价时的重要支撑材料，机构可以借此替代传统的文件资料档案管理手段。

（三）投诉接受与处理具体办法

医院必须为临床技能培训机构建立便捷、畅通的投诉渠道，各类投诉在机构或医院层面必须能够得到快速应答和有效处理。具体来说就是借助于主任信箱、院长信箱等各种途径及时收集培训教师对于机构管理，受训学员或其单位对于培训活动等提出的各类意见、建议，并及时解决问题，改进工作。办法还应做出各类投诉必须及时登记、追踪、分析的规定，并要求汇总后上报“机构建设与质量管理委员会”。

（四）培训教师考核指导意见

尽管对培训教师工作进行考核的权力隶属于培训机构，但医院有必要就此给出一个约束性的指导意见。具体内容包括：

1. 对考核方式提出简化的要求，避免增加额外负担，考核内容以承担培训任务的难度、质量和数量为主要指标，主观评价指标权重需降低。

2. 要求对培训任务难度进行区分，但区分度不宜设计过多。一般而言，新建科目、交互式科目的难度高于成熟科目、讲授式科目，前者可分别给予一定程度的加分。

3. 规定质量评价需采用第三方实时组织，受训学员课后参与、多维度无记名网络投票获得、经教师签名确认的数据。

4. 指明考核结果在评价培训教师能力方面的重要作用，规定该结果与教师星级认定、竞争淘汰、奖励性绩效发放等直接挂钩。

（五）经费收支管理规定

收支两条线、全成本核算及预算制管理是临床技能培训机构建设之初就必须设立的基本原则。健全该运营管理模式，是培训机构稳步健康发展的前提，是培训机构较快达到收支平衡，甚至略有盈余状态的关键，是培训机构规划的目标定位能否早日达成的根本保证之一。

确定培训机构经费管理原则之后，应界定培训机构收入、支出的内涵。其收入主要包括上级或外单位支持及参与项目建设投入的基础建设或设备购置资金、对外培训获得的收入资金、获批研究项目下拨的纵向资金、其他渠道的捐赠资金或仪器设备。其支出主要包括基础建设投入资金、设备购置资金、专职人员基础性与奖励性绩效、各类表彰奖励资金、耗材费、水电气费、保洁费、办公经费、单位拨付的项目研究经费、外出业务学习支出经费等。具体培训活动收支计算时，一般不计算教学场地、仪器设备的折旧费用，因为培训机构建设周期较长，成本回收核算比较容易。

临床技能培训机构建设前期投入较大，收益周期较长，按照前述“表彰奖励与惩处相关规定”中奖励性绩效“有结余，才发放”的原则，培训机构管理人员和培训教师在初期都将难以获得奖励性绩效，这是合理的，也是必要的，因为培训教师获得较高的课时劳务费可以保证其参与培训工作的积极性，管理人员可以通过提升教师教学培训水平，增加教师承担培训课程/项目数量的途径提高教师收入，更重要的是这对于增强培训团队成员的稳定性，强化管理团队的运营意识具有十分重要的意义。

表彰奖励资金是培训机构支出项目中具有调节作用的一个细目。当临床技能培训业务开展之后，切实提升员工素质能力，扩大对外影响力，并在医院医疗业务净收益增加方面切实发挥作用时，医院可以在专项效益分析论证的基础上，对培训机构管理人员和培训教师适量增加表彰奖励资金发放额度，扩大发放对象范围。

相比于培训机构的支出，其收入的计算较为复杂，必须在“经费收支管理规定”中给予更细致全面的阐述，主要内容应包括：

1. 以培训机构为核算主体，将其所在医院、院校支出，用于内部员工、在院学生培训的课时劳务费、耗材费、午餐费或小型仪器设备购置费用等均记作培训机构业务收入。此类培训活动必须进行收支核算，要求收入与支出相平衡，不应有结余或亏损。

2. 明确各类培训的课时劳务费标准，即根据前述“基础性绩效相关规定”中“非创收性培训课的学时费应高于其他计划内教学的学时费”，创收性培训课的劳务支出占受益的30%左右，一般应与医院等时间量临床医疗工作劳动所得标准相仿，“适当考虑培训课程是否为新建，以及具体培训课的备课耗费时间”等规定，明确各类培训的课时劳务费发放标准。

3. 明确课时费收入中“课时数量”的计算方法。课时数量计算应以学习小组、班为单位，每个小组人数一般为8～12人，每个班人数一般为25人左右，主要为在校学生、毕业后培训学员。每个班/组培训40min为1个课时，20min左右为0.5个课时。更少数量或一对一指导的训练，可按照0.1的系数折合计算课时。

4. 课时劳务费与教师考核中的课程难度相关。“培训教师考核指导意见”规定新建科目、交互式科目计算课时量时需考虑其难度，其难度系数可分别设定为1.5、1.2或其他水平，并以此计算培训机构的课时费收入。

5. 严格培训收费管理流程。医院内部应单独建立培训机构账号，各类收入必须登记入账。对外培训收入必须按照医院财务规定流程收费、入账、出具票据。

6. 严格收费价格管理。培训机构对外服务的收费标准应由医院上报并经物价部门核准后方可实施。目前，以下培训类别的收费标准可供参考使用。

住院医师技能考核费用：体格检查（含换药、可反复使用医用模型、纱布、棉球等费用和师资及教辅课时费）共计约50元/人次。切开缝合，含医用模型（按照1条模拟腿供50人次计算）、纱布、棉球、刀片、缝线、弯盘2个、一次性无菌手套、碘酒等费用和师资及教辅课时费，共计约120元/人次。查体模特、查体器械、师资课时费（按照一名师资4学时同时指导6名住院医师计算），共计约65元/人次。

某省执业医师资格考试费用：报名费10元/人；实践技能（临床、公共卫生、中医类别）考试费 180 元/人；口腔类别考试费 200 元/人。

某省临床、中医、中西医结合、口腔执业医师/助理执业医师等资格考试培训，理论班费用为 800～1000 元/（人·天），实操技能强化班总费用为 2000～3000 元/人。

针对外院员工、外校教师举办专题培训班的收费标准可根据每个培训项目的具体情况，测算成本和结余后双方协商制订。针对外院人员来院进修，以高质量保证和个性化培训为前提，可提高准入门槛和收费标准，逐步打造品牌。

会议性质培训活动的收费标准可参照当前本地区继续医学教育项目的收费标准执行。

第七节　进度规划

实现医院技能培训机构的目标定位，需要经历一个较为长期的过程。本节所述“进度”特指实现该目标定位的过程中，从正式启动项目到机构运行基本成熟期间，必须完成的核心任务的时间节点。该核心任务可以归纳为一个核心，两项内容，三个阶段，四个关键，五年规划，具体如下。

一个核心——培训课程质量建设。

两项内容——硬件基础设施建设；教学运行体系建设。

三个阶段——规划设计阶段；体系成型阶段；体系完善阶段。

四个关键——专职管理人员到岗；完成基础设施建设与培训课题体系设计；全面展开框架性课程教学活动；核心课程教学活动顺利实施。

五年规划——进度规划时间必须在 5 年内完成，其中，从展开框架性课程教学活动，到核心课程建设基本完成至少需要 3 年时间，因此前期建设内容的进度只能加快，不能延期。

在充分讨论上述核心任务的基础上，遵循以下进度规划原则，把握以下进度保证要点，因地制宜设定 7 项具体任务完成的时间节点，即可较好地制订出医院技能机构建设的进度规划方案。考虑到不同医院现实状况的差异性，我们对机构建设进度规划的原则、要点和具体目标设定提出了下列参考意见，具体内容则不再一一赘述。

一、进度规划的原则

1. 理解内涵，把握重点。
2. 软硬兼顾，缓急有序。
3. 明确目标，坚定信念。

二、进度保证的要点

1. 明确标准，确保质量。
2. 因地制宜，机动灵活。
3. 强化组织，协同推进。

三、进度的具体设定

1. 整体规划方案定稿。
2. 机构正式成立，专职人员到岗。
3. 内训方案通过审核。
4. 基础条件设施建设与改造关键项目完工。
5. 1 期培训课程/项目（20%）建成并用于培训。
6. 2 期培训课程/项目（30%）建成并用于培训。
7. 3 期培训课程/项目（50%）建成并用于培训。

本 章 小 结

技能培训业务正逐步成为现代医院的核心竞争力，这一认识需要体现于医院总体规划方案中。作为专项规划，医院技能培训机构的设计须由医院院长领导，以成立专班组的方式完成，其间反复学习、讨论、审批、表决等工作也是凝聚全员共识之举。

首先，培训机构建设规划要立足自身实际，理清服务对象、服务需求和竞争关系，树立效益与品牌意识，找准建设内容，再依据行动导向将建设内容具体化，然后按照务实可行、可测量、有时间期限等原则设计定位目标。其次，培训机构建设要突出技能培训主体功能，兼顾纵向与横向的功能拓展。最后，必须做好机构岗位与职责设置，以及运行保障、动力供给、规范约束等制度机制的建设和进度制订工作。

第五章　医院技能培训机构基础建设

基础设施是开展医院技能培训活动的必备条件，也是持续影响培训机构发展和培训医院声誉的重要因素，在培训机构规划建设阶段必须予以高度重视、充分论证和专门设计。

目前，我国多数大中型医院建有医院学术厅、图书室、临床技能训练室/中心等培训场所，但这些场所往往缺乏统筹设计，其中的技能训练室/中心常常源自其他用房的功能改造。这些医院要想建设新型技能培训机构，必须对上述场所及医院其他各工作、生活区域进行二次规划、统筹使用，由此实现“技能培训业务是医院核心竞争力”的理念和“培训机构助推学习型医院建设”的作用，这也是本书所述医院技能培训机构基础条件建设的基本思路之一。

建筑讲究实用，必须满足使用功能需求，而使用功能必须经过精妙设计才能更恰当地匹配于建筑。建筑可有生命，离不开生态系统的支持，而生态系统必须注入文化才可能迸发生机。在医院技能培训机构规划过程中，对待基础设施建设，不论是新建、改建或扩建工程，我们都必须慎思慎行，切忌率性盲动。当然，我们还必须满怀信心，不因医院内部缺乏专业建筑设计人员而弱化自己的基础建设工作主导责任，毕竟，我们更熟悉本院实际状况和发展态势，更懂得医院运营管理、医疗服务技术和医学科研教育业务，更理解医院技能培训业务的发展趋势，只要我们能够完满地设计出培训机构功能，努力掌握建筑设计基本知识，并加强与建筑专业人员的合作，就一定能够将医院技能培训机构基础建设工作做成、做好。

基于基础建设工作的特殊性，我们单列一章，就医院技能培训机构基础建设的基本原则、规划设计思路和要点，以及任务进度规划进行讨论，旨在给正在或即将涉足其中的同行们提供参考性意见。

第一节　基 本 原 则

基础建设是一项系统工程，需按照规划编制专班组编制的方案组织实施。专班组编制基础建设规划方案时需遵循下列原则。

一、一　致　性

基础建设规划要与医院规划、医院技能培训机构规划的理念相一致，即基础建设品质要符合定位需求，基础建设规模要符合目标需求，基础建设内容要符合功能需求。

二、统 一 性

首先，基础建设规划要根据拟建设培训课程/项目的具体内容，认真梳理不同培训方式、不同培训对象的基建用房需求，按照既有分区又有整合的理念进行设计，而不是简单的板块分割设计。其次，不同区域训练场所的布局、风格要尽量统一。

三、超 前 性

思想上，要牢固树立医院技能培训能力是未来医院建设发展核心竞争力的意识。设计上，要着力于培训场所与医疗场所的深度融合，并具有可变性，力求能够体现“医院总体上同时也是一所培训机构”的理念。

四、可 操 作 性

受现实条件的制约，上述超前性设计方案短期内难以实现时，需要设计可操作性强的过渡性规划方案，以确保培训课程/项目体系建设进度不受影响。在总体建设目标定位的指引下，通过新建、改扩建或功能调整，医院总是能够提供开展临床技能培训业务的基础条件，这是规划设计者必须具备的信心和决心。

第二节 规 划 设 计

按照上述基本原则设计建设的医院技能培训场所，必须首先满足主体功能的需求，同时兼顾实现纵向功能和横向功能的需求。作为技能训练功能的展现平台，该场所设计具有一定的特殊性，但它作为医院院区的一个部分，同时兼具拓宽医院产业链、促进宣传交流等功能，因此其特殊性不可背离医院以医疗服务为主的本质属性，这就注定了其规划设计工作的重点在于流程，关键在于整合。

不同医院的院区建筑、现实发展情况不一致，建设技能培训机构的目标与困难也不尽相同。医院建设技能培训机构基础设施的过程，需要历经深入调查研究、规划设计与建筑设计的必然过程，现对该过程中可能涉及的要点简要讨论如下。

一、调 查 研 究

历经十余年的快速发展，我国医院大规模新建之风已近尾声，未来我国医院基础建设很长一段时间都将处于新建与改造并重的阶段，立足于建设医院技能培训机构的新需求，着眼于借机提升医院建筑品质的目标，全面调查研究医院建筑，认真分析其中的问题，努力寻找其改进方向，这是机构建设的需要，也是医院发展的需要。

（一）外部环境与资源分析

医院发展需要有一个良好的外部环境，依附于医院的技能培训机构建设也是如此。作为城市公共建筑，医院建设必须符合城市总体规划的设计要求，认真研究局部区域控制性或修建性详细规划的内容，发掘其中的潜藏资源，为医院及其技能培训机构的发展创造更丰富、更便捷的条件。如果政府尚未制定局部区域详细规划方案，医院也应该尽可能立足长远，对其方向性进行预判。

医院技能培训业务的发展离不开医院医疗业务的壮大，离不开外部环境和资源的支撑。周边的道路、街区，以及宾馆、学校、文化馆、菜市、街心花园等公共建筑设施均是培训机构基础建设可以利用的潜在资源，基础建设设计者需要客观分析其现实状况并辩证分析其对于技能培训业务发展的利与弊，以开放型院区建设的思维，力求最大限度地用好外部资源，最科学地趋利避害。

（二）院内区域与建筑分析

各个医院用地与建筑面积大小不一，两者之间及其与医院水平之间有时并不呈现一致性的相关关系，这是值得基础建设设计者思考的现象。用地紧张，用房紧张，是许多医院建设技能培训机构时都会面对的问题，为此我们需要针对院内区域与建筑进行理性分析，明辨其原因究竟是占地面积过小，还是建筑物过多浪费了用地，抑或是建筑物的功能利用不够合理。

1. 院内区域分析　医院内部包含建筑和建筑外环境两大区域，其中的建筑可分为业务类、供应类、管理类三个类型，外部环境可分为交通道路、绿化景观及室外活动空间三个系统。有些医院在卫生用地上建有职工住宅，这些住宅也可视为广义的供应类建筑。有些医院为了更好地节约用地，建设了较大的地下建筑，这些立体化集约型医院的地下建筑也可被视作第三大区域进行专门的分析。

医院是车流、人流集散地，需要满足人员多样化的需求。以上述区域划分为基础，调查研究医院基础建设的总体状况，就院区区域设计是否合理、有无改造的必要性和可行性做出明确的评估结论，事关医院技能培训机构基础建设工作方向的选择。一般而言，如果医院的区域设计整体健康、高效绿色，则技能培训机构基础建设工作也会比较简单，因为培训环境和医疗环境一样，都要求以人为本，都需要体现人的生理和心理上的宜人化。假如医院的区域设计分区无度、凌乱无章，则技能培训机构基础建设工作就会比较复杂，但也更有实施的必要，因为这样的基础建设改造已不仅是机构的需要，更是医院的需要。

2. 院内建筑分析 医院的管理、业务与保障部门工作联系十分紧密，医院业务部门使用建筑功能的需求复杂多样，医院建筑对智能化科技的要求也越来越高，因此，周期性地对院内建筑进行调查研究并适时改造，本就是医院建设发展过程中的例行性工作，这也正符合医院技能培训机构基础建设工作的需要。

医院建筑设计常见分散式、标准单元组合式、集中式、混合式（连廊或连接体建筑物）四种类型。医院技能培训场所依附于其间，因此如果需要改扩建就必须在原有建筑设计方案的基础上进行，当然，这种改造不能仅仅为了满足机构建设的需要，还应该有利于医院原先不合理分区或有缺陷功能的改善，充分发挥补短板的价值。例如，选择合适的分散式建筑进行改扩建，其他的予以拆除，以有效减少占地面积；借助机构建设对集中式建筑内部容易杂乱的流程进行改造。

至于院内建筑分析的内容，则不外乎各建筑的位置外观、体量大小、功能主次、建筑结构、空间利用、地下管线等方面，分析的目的则是为了拓展有效功能区，提升形象，而绝非挤压功能区。

（三）项目背景与需求分析

项目背景与需求分析主要是指必要性和可行性的论证，其立足点是为了医院的发展，而为了机构的建设只是一个出发点，其涉及面涵盖了医院建设从愿景到现状、从软件到硬件等多方面信息。

1. 必要性分析 在认识上，谋求发展中的医院必须认同建设技能培训机构的价值。优势医院要有忧患意识，这些医院已有较大的影响力，其建设的技能培训机构更易得到社会的信赖，如果不借助于现有品牌优势发展培训业务，就可能造成现有宝贵资源的浪费，未来或许会因此丧失持续领先的地位。普通医院要有拼搏精神，这类医院当下的技术或条件可能欠佳，容易萌生先发展医疗技术，创出品牌后再建设技能培训机构的错误想法，但事实上，正是因为医院的品牌不强，才更要举办技能培训机构，否则何以强院、创品牌？

在前述对医院外部环境与资源、院内区域与建筑进行的调查研究中肯定会发现不少问题，对这些问题进行梳理、归纳，找出其中的重大缺陷并阐明其对于医院建设发展造成的重要影响，这也是必要性分析的基本内容。

当然，必要性分析还应包括来自政府、医学院校及内部员工教育培训方面的需求和压力分析，以及对医院现有临床技能训练室/中心功能单一、利用率低等问题的原因分析，这些内容在之前几章已经给出专门论述，此处不再一一列举。

2. 可行性分析 技能培训机构基础建设改造是否可行，看起来是一个“难与不难”的问题，实际上是“想与不想”的思想问题。以健康管理中心建设项目为例，当医院看清健康管理业务的重要性之后，医院就会通过新建、改扩建、租赁建设等各种手段改善其基础条件，相信技能培训机构建设项目也会如此。此外，即使不实施基础建设改造，医院还可以通过如扩展日间手术中心、延伸社区卫生服务、遏制住院部用房盲目增加等方法为业务用房调整创造条件。

基础建设改造可行性论证的核心内容还在于能否给出一个具体、巧妙的解决方案。众所周知，旧建筑改造是生态语境下美学特征的体现，旧建筑改造设计已成为建筑可持续发展的重要趋势，如果在深入调查研究基础上提出的基础建设改造思路确实可以优化环境系统、提升医院形象、减少占地面积，同时能够拓展有效功能空间、改善业务流程，那么这样的项目就很难不被认可。

当然，可行性分析还应包括对于医院现有临床技能训练室/中心或医院已开展其他培训业务的基本状况分析，从中可以找到建设技能培训机构所需要的人力资源支撑条件，这些内容在之前几章也已有所论述，此处不再一一列举。

二、规划设计

医院技能培训机构依附于医院，其基础设施应融入医院院区，不可能也不适合选址新建。不同的医院，占地面积、建筑面积、建筑物布局与结构、新旧程度各不相同，但都普遍存在用地用房紧张的问题，在现有基础上增加技能培训业务场所的确并非易事，因此专班组有必要负责完成总体规划设计概念性方案、建设工程设计过渡性方案的编制工作，上述方案论证通过之后再将其中的过渡性方案交由专业公司进行建筑设计、装饰设计。

（一）总体规划设计概念性方案

总体规划设计概念性方案（以下简称概念性方案）侧重于发展方向和功能板块的综合平衡，倾向于勾勒最佳状态下可能达到的理想蓝图，是对培训机构及其医院长远发展的战略布局，理论上可以不受现实条件的约束。专班组制订的概念性方案不要求内容齐全，但必须给出项目布局示意图，并标记出各类重点建筑、标志性景观和道路交通系统，风格控制可以给出简单的文字说明。其设计内容和要点如下。

1. 要以医院总体规划为基础　在医院已有发展规划设计方案的基础上，增添技能培训场所基础建设内容，是比较科学、省事的办法。当然，设计过程中如果发现规划蓝本问题过多，也应该果断地进行调整。假如医院目前尚无发展规划设计方案，就应该借此机会制订融技能培训场所为一体的医院发展规划设计方案。

2. 要立足长远重视整体　医院技能培训机构规划的“目标定位”，是其基础建设工程设计的根本宗旨，该“目标定位”是动态变化的，因此其基础建设工程设计整体上必须着眼于未来。执行思路上，就是要以人为本，为本院职工、外来人员创造提升技能的宜学场所和宜人环境。技能培训场所是一个体系，外来人员需要接待或安置生活，受训人员有时集中有时分散，将其理想的路线规划出来，对其重点环节进行风格限制，才能保证其设计的长远性和整体性。

3. 要直面困难大胆创新 技能培训场所中，有些关键环节急需建成，却又一时无处落地。解决这些概念性设计难点的根本出路，还在于开阔思路、敢于创新。例如，在医院周边资源利用上，重视宾馆、特色街区、街心花园等资源的利用，与之结合进行适度的改造建设，就有可能既节约用地又破解接待场所、休息公共区域无法落地的难题；在医院内部区域利用上，办公、图书、后勤等用房的调整或许还有巨大的空间，对相关工作模式进行改革并辅以适当的建筑改扩建，培训场所、公共区域缺乏等问题就可能得到缓解。

4. 要明确建设规模方向 在项目布局示意图上，绘出流程，标示重点建筑、标志景观，再绘出技能培训系统的主要环节并不断优化，培训机构基础建设的方向可基本确定。此时还需要明确主要环节的规模，否则工程设计将无法开展。

规模论证时，先要分类预估培训人员容量，后要测算培训人员总容量。分类预估时，可以将培训机构场所划分成管理、医护技术、医学人文、健康宣教、工勤保障等区域面积并布局，根据讲授、研讨、案例、模拟、体验等培训场地需求，以及师资力量和信息化、智能化手段的使用情况，各自预估其培训人员容量。总体测算时，需要结合医院人员编制、医疗业务量和技术水平，以及住宿、生活配套设施情况，以确保培训质量为前提，计算出最理想状态下的控制性规模。

（二）建设工程设计过渡性方案

建筑工程设计过渡性方案（以下简称过渡性方案）是立足于培训机构尽快运行，确定概念性方案中必须开始建设的内容，并对其功能、体量、布局、风格、经费预算等进行初步设计的一项任务，必须做到因地制宜、可操作性强。其设计内容和要点如下。

1. 确定建筑工程项目 根据概念性方案中各项建设内容的具体情况，将其区分为待建项目和未建项目。将待建项目中的各个子项目再次逐一论证，根据迫切性、重要性的程度确定最终的建设工程项目。这些项目包括新建、改扩建和改建项目，其中的新建项目通常是指恰逢医院有其他在建项目，在其基础上调整设计、增加培训功能后的建筑项目，而改扩建和改建项目则是针对三五年内难以建成的训练场所实施的临时性基础建设解决方案，具有过渡性质，但质量要求不能降低。

2. 统筹设计重视流程 过渡性方案要重视统筹设计，统筹设计能用最小的投入获得最大的效益。过渡性方案必须重视流程，其流程是否优化可以从机构基础设施布局上体现出来。一般医院统筹设计的要点大多包括两个方面，一是改扩建项目功能设计应统筹考虑医院市场部、运营部、质控部、教培部、照护服务、工会活动、党建宣传、院史馆等许多部门的需求，可将其中一些部门集中于改扩建项目，其调整后腾出的用房经过改造或许更适合作为教学、培训用房，其工作场所的条件也可以借机获得改善；二是各类建设项目的建筑式样风格等要统筹设计，之间的连接要自然协调，既要充分利用医院现有面积，又不能破坏医院的生态系统，同时在选址上可以将医院周边和医院内部的面积统筹起来进行设计。

3. 理清重点抓牢核心 一个较为宽敞、优雅，兼具技能培训、对外形象展示功能的场所，是医院技能培训机构的必备要求，这是过渡性方案的重点内容。当医院缺乏，且无法通过用房功能调整满足需求时，改扩建可能是最佳的解决途径。当然，作为项目重点，其改扩建必须注重品质，讲究细节，深化设计时要对装修装饰、物品与设备配置等进行详细的设计，力求一步到位。

在医院技能培训体系之中，机构业务管理区域是设计的核心内容，办公区域的位置选择与设计要强调开放性，以便于对外联系培训业务，同时要最大限度临近培训活动最活跃的场所，以便于一线工作的开展，此外还必须满足信息化管理与评价分析等条件建设的要求。

4. 聚焦功能注重技术 医院技能培训业务中，管理、医护技术、医学人文、健康宣教、工勤保障等技能培训的场所、培训方式、培训手段的要求各有特点，过渡性方案必须依其特点设计其功能。通常，以功能为重的工程设计要求各类性质项目的培训空间都应该具有最大的开放性，这种类似方舱的建筑空间更具可变性，可根据培训项目需要设计多样化的训练区域。而不同性质项目的培训空间之间，也要思考其功能的融合。例如，不同训练区域的分布要有层次，相邻层次之间可以自然衔接并实现功能融合，其中的某个区域可以临时借用邻近区域训练场所拓展其空间；培训机构各个训练区域要与对应医疗、行政、后勤工作区域相融合，以共享资源、节约成本。

设计过渡性方案时，还必须重视医院管理先进方法和教育培训先进技术的应用。例如，要将医教协同、多学科协作、智慧医院等先进理念与方法体现在培训场地的布局设计之中；要按照信息化、数字化建设的标准和先进教学仪器设备的安装使用要求开展建筑设计，以尽量避免模式落后、配置低端造成的事实性浪费。

三、建 筑 设 计

建筑设计招标必须规范，建筑设计工作内容不可简化，建筑施工图审查也应快速组织完成。专班组要和建筑设计人员对立项项目及前期调研、工程设计资料进行深入交流沟通，最终达成意见一致的设计方案。在公司进行初步设计、施工图绘制、外装设计的过程中，专班组也要主动参与，准确提供功能需求数据，其主要工作和要点如下。

（一）确定建筑结构类型

建筑结构类型的选择，需要根据各子项目现场情况、预算、层数及体量等确定。砖混、框架与轻钢结构建筑各有优缺点，其中，轻钢结构具有空间分隔灵活、节省材料、利于架空和工期短等优势，比较适合用于改扩建项目（图 5-1、图 5-2）。

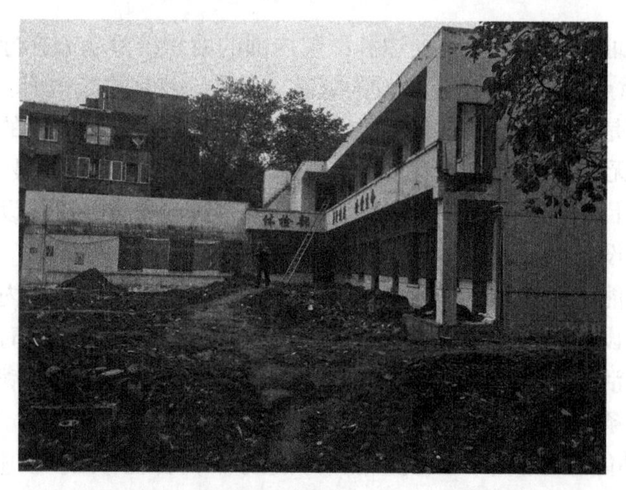

图 5-1 使用中功能受限的老式砖混建筑

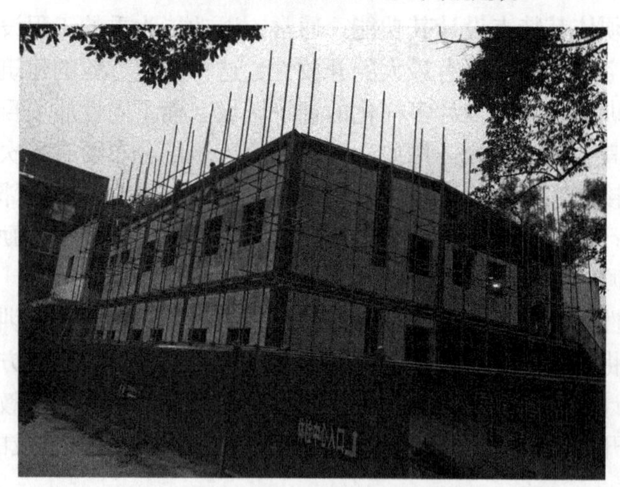

图 5-2 轻钢结构建筑融合改扩建过程

（二）提供功能需求参数

建筑室内设计要满足功能需求，主要体现在布局、体量方面，其重点主要是综合训练区、技能考核区和公共管理与休息区等，至于专科化的训练室（如工作坊）可以更多地考虑嵌入设计的方式。与布局相关的内容还包括视频录播、远程交流等系统设计，这些内容具有不可忽视的作用。

建筑室外设计，包括邻近区域其他建筑的外立面改造及景观打造，也都十分重要。这是技能培训机构乃至医院形象宣传的需要，更是技能培训体系流程设计的直观体现，也是对医院原有不合理道路系统与就诊流程进行完善再造的需要。对此，专班组一定要牢固树立品质意识，正确处理价廉与物美之间的辩证关系。

第三节 任 务 进 度

医院技能培训机构建设是一项系统工程，每一项任务都必须制订进度计划，各项工作都需要齐头并进、如期完成。对于有条件、有必要开展培训机构基础设施条件建设改造工作的医院来说，制订工作计划，控制建设周期就显得十分重要。其间，专班组一定要统一思想，充分认识开展技能培训业务、实施培训场所改造对于促进医院转型发展的重要意义，一定要树立必能建成、必能见效的必胜信心。在分工协同方面，各项任务负责人、责任部门应积极承担任务，努力创新工作；专班组其他人员、其他部门要主动学习，积极献言献策；“机构建设与质量管理委员会”要规范运行，严格审核项目质量和进度计划；医院院长则要在更高的站位上，履行好决策责任。

一、立项工作进度

从任务启动到确定建筑工程项目期间需要组织开展调查研究工作，完成基础建设改造可行性论证报告、概念性方案、过渡性方案编制等任务，历时不应超过3个月。之后还需要经过一段时间，通过医院“机构建设与质量管理委员会”的审核与修改完善，或上报并获得上级单位、主管部门批准、批复，才能进入建设招标程序。为了保质保量地控制进度，现尝试列出此期间需要完成的关键性工作内容，供医院参考制订立项工作进度、逐一给出完成时间表。

1. 完成培训机构基础设施条件建设调研报告。
2. 机构拟开展培训项目及其相应功能需求方案定稿。
3. 机构基础建设概念性方案完成设计。
4. 机构基础建设过渡性方案完成设计。
5. 机构基础建设过渡性方案经过医院“机构建设与质量管理委员会”的审核，修改完善后获得批准。
6. 过渡性方案的建筑工程项目进入招标程序。

二、建设工作进度

建筑设计方案通过评审，获得施工许可后的建设工作进度必须严格控制。机构的设备配置、管理与业务体系等其他建设工作也要同步推进，以确保机构的尽快运行。因此，过渡性方案的建设周期应控制在半年到一年之内。

经济合同约定是控制建设工作进度的有效手段，但是最根本的问题还是在于医院基础建设部门是否主动参与，有无专业能力，能否严格管理。在建设工作进度控制方面，医院基础建设部门要按照相关原则、方法开展工作，其中下列要求必须做实做细。

1. 熟悉建设项目合同内容，熟知建设方管理、人员配备、资质、施工计划等相关要求，并严格管理。

2. 学习并使用动态控制方法，经常将实际进度与计划进度进行对比分析，对工程进度进行预估。

3. 支持施工单位做好配套岗位、工种的协调工作，鼓励立体交叉、平行作业。

4. 每个月月初要求施工单位及时提交月进度计划，并督促施工单位按照计划执行，确保每个月工程量任务的完成。

5. 定期召开工程进度计划协调会议，听取工程问题汇报，积极协调解决院方存在的问题，指明施工方存在的客观问题，严守进度计划要求。

本章小结

场所建设是医院技能培训机构建设的基础性工作，能反映医院发展培训业务的决心，也制约着培训机构建设起步的高度。技能培训机构基础条件建设是系统工程，要以人为本，力争将技能培训业务系统搭载在最优质的硬件上。

系统调研、深度参与是保证技能培训机构基础建设工作质量与效率的关键，而有序组织、因地制宜则是其前提。按照要求，抓住重点，按时完成总体规划设计、建设工程设计和建筑设计工作，严格控制各项工作任务进度计划，才有可能在最短的时间内完成基础建设任务，保证技能培训业务的起步工作。

下篇（机构篇）　医院技能培训机构运行管理

导 语

医院技能培训机构建设之路，即是学习型医院的孕育之旅。选择道路，要善避险，敢于超越；孕育果实，要有耐心，不急于求成。在主任负责制的管理模式之下，机构主任要精于利用条件、善于创造条件，率先垂范、满怀激情地推动机构的业务运行，盯紧目标、张弛有度地优化机构的组织管理。

培训有很多种方式，其中安排理论授课远较组织技能训练简单，但理论授课类机构只适用于高水平的医院平台，而技能培训类机构因其建设之难所以才更具推广价值。本篇讨论的医院技能培训机构，经过了医院的科学规划，有了清晰的目标定位，已具备人、财、物等较全面且开放的配套支撑条件。在此基础上，机构主要任务就是要把具体的事情做实、做好。当然作为一个新鲜事物，医院技能培训机构的运行管理并非易事，其难度远超管理一个临床科室。

本篇共分六章，以培训机构如何运行管理为主要内容，讨论机构运行管理目标如何设定这一根本问题，分析课程体系建设、师资队伍建设两大核心问题的基本处理思路，讨论机构参与基础条件与设施设备建设的重要性及其要点，强调虚拟教学条件建设的价值及其途径，也简述培训机构组织管理的相关工作，旨在梳理培训机构运行管理工作的努力方向，激发培训机构管理人员的创业激情。

管理层想不想抓落实，是制约培训机构建设发展的关键性因素。想与不想，关键在于管理层有无价值认同感和创业驱动力。在管理层中，机构主任要当好领头羊，在前期必须全程、全身心地参与培训机构建设规划编制工作，给规划编制专班组提供高质量的培训项目建设清单、课程分期建设计划及配套建设工作需求等材料。唯有如此，机构主任才有可能深入理解医院建设技能培训机构的现实状况和规划愿景，才有可能在边做边学、边学边思的过程中不断积累经验，逐步拓宽视野，由此提升其统揽全局能力，坚定其干事创业信念。

管理层会不会抓落实，是影响培训机构建设发展的决定性力量。会与不会，关键在于管理层是否具有职业能力和奉献精神。在管理层中，机构主任要当好领头雁，既要在管理方面善抓重点、攻克难点，高效率协调与各部门、各科室的工作关系，潜心培育企业精神，竭力拓展培训市场，又要在业务方面精进技能，钻研教学，针对性指导临床诊疗、运营管理及工勤保障等技能培训课程建设工作，并将自己承担的培训课程打造成示范项目。唯有如此，分散在众多科室、部门的人员才能聚成团队，团队征途才有可能壮美坦荡。

第六章　医院技能培训机构运行管理目标

在医院技能培训机构的规划方案中，医院对拟建设机构在区域内、国内，甚至国际上的目标定位给出了清晰的说明，这是站在医院发展层面给机构提出的战略目标。围绕该战略目标，培训机构需要设计战术性的解决方案，将其分解为一个个机构运行管理目标。其运行管理目标须由机构主任亲自组织制订，其中的举措必须精准，策略必须科学，途径必须简洁，要具有可操作性和可预见性。

对于医院技能培训机构建设而言，医院规划的机构目标定位是“纲”，机构设定的运行管理目标是“目”，虽然说“举一纲而万目张”，但是多数医院技能培训机构毕竟还处于组织不全、目尚待织的状态，因此尽管培训机构发展的战略目标已很清晰，但培训机构的运行管理并不会因此一帆风顺。

机构主任是机构运行管理目标的组织制订者，是机构建设发展的领头雁，既要熟悉医院内部技术业务，也要具备医学实验教学经验，否则就可能出现在设定具体目标时对其内涵把握不深，或者在落实具体目标时组织工作乏力等问题。至于机构的运行管理目标，其范畴不外乎医院规划方案“目标定位”中的基础条件、管理体系、技术业务和效益产出四大方面六项内涵的52个基本指标（见第三章第三节）。对这些指标进行认真梳理和归纳，将其中符合医院实际状况，符合“明确具体、可测量、行动导向、务实可行、有时间限期”的SMART基本原则内容提炼出来，是设定培训机构运行管理目标的可行途径。

第一节　医院自身状况分析

医院技能培训机构的建设同时承载着学习型医院建设的重任，背负着较高期望，其工程量巨大，难度不亚于先拆后建起高楼。因此，机构必须要立足自身建设需要，客观全面地分析医院实际状况，要做到知家情、晓家底。

分析医院实际状况，其目的是找出并利用已有的资源，发掘潜在的医院技能培训资源，而不是偏向查问题、找漏洞。机构自身要摆正位置，要当建设者，少做评论家，思考的重点不是眼前缺什么，而是身边有什么。

一、既往资源回顾分析

任何一家医院，或多或少都有一些技能培训方面的资源积累，即使是新建医院，也能找到基础设施或人员中技能培训方面的资源沉淀，自下而上地回顾分析这些资源并加以利用，是加快培训机构建设发展的有效途径。“白手起家”对医院技能培训机构的建设可能并不是一个恰当的说法，意识到这一点，对其当前业务工作的开展可产生积极的正向推动作用。

（一）思路方法和要点

开展技能培训资源的回顾分析，需要分类、分层设计好调研提纲，以医院或其员工既往实施过的各类培训项目为中心，以可借用资源的汇总与价值评估为重点，广泛使用问卷调查、资料查阅、实地观察、访谈调查等手段，其过程不宜持续过久。

分析要点在于把握以下四个基本原则。

1. 时间性 除了调研工作不宜持续过久，拟调研项目实施的时间也不宜隔得太久。通常，5 年之内医院或其员工实施过的各类培训项目比较有借鉴价值，更久以前实施过的培训项目可以作为历史资料予以收藏或用于宣传，其本身用作培训项目的价值有限。

2. 目的性 调研工作的目的是发掘可借用的技能培训资源，对既往实施过的培训项目进行汇总、评估都只是过程。聚焦发掘可借用资源的目的，以结果为导向，调研工作持续的时间才不致过久。

基于其目的性要求，调研之后有必要在内部形成一个初步报告，初步报告对相关资源借用价值的高低一定要进行评估，最终一定要列出可借用资源的项目清单，这是调研工作的落脚点。

3. 全面性 没有遗漏，才可做实，这是资源回顾工作的基本要求。在落实上，一是要有步骤，如按照临床诊疗、运营管理和工勤保障三个类别，从系统、科（部）到个人，分层分类进行调研；二是要有方向，如将既往的各类培训活动、品管圈活动、技能竞赛、技术类成果、外单位来访参观、赴外单位指导工作、技能能手评选、有关专利，甚至论文等列为收集素材，才能做到有的放矢、精准高效。

4. 系统性 调研内容可围绕着既往开展的项目展开，要由此向体制、机制、硬件设施等相关内容延伸，确保调研工作的系统性。对待具体的项目，特别是其中列入可借用资源清单的项目，要尽可能系统化地收集相关信息。例如，项目内容、具体实施人、项目计划资料、场地与设备需求、受训对象概况、培训效果、项目后续延伸等，要力争一次收齐，将“进度快”建立在“做事不返工”的基础之上。

（二）重点资源分析

经过调研，列入可借用资源清单中的项目不论大小都很重要，其中的大项目借用起来可能比较方便，但小项目可能更有开发价值。在大大小小的项目中，那些支撑作用强、现实价值高、带动作用大的项目应该被视作重点资源专门进行分析。

重点项目的分析方法和要点同样是前述的四个基本原则，其区别主要在于不同类型资源分析的目的性有所不同。

1. 支撑性项目 主要是指涉及机构基础建设，对机构建设人、财、物需求具有较大影响力的项目，如机构建设财政拨款专项建设项目、医院内部绩效分配机制改革工作等。其分析目的主要在于如何帮助机构获取更充足的建设经费支持，如何保证培训师资获得更合理的劳动报酬。

以机构建设经费支持项目为例，在国家全科医生临床培养基地项目基础建设资金和500万元设备购置专项资助资金的支持下，众多大型医院改建或新建了临床技能培训中心，此外在2010年国家六部委联合发布《以全科医生为重点的基层医疗卫生队伍建设规划》的引导下，许多县市级医院建设了规模较小的临床技能训练室。但是，由于时间较紧，加之经验不足，这些项目的建设或多或少存在着一些问题。例如，有的单位面对基础建设问题时，出现了新建资金不足或改建设计不科学的问题；有的单位只重视下拨资金的及时使用，更加重视设备的购置，但购置设备欠缺目的性，管理也不配套；有的单位培训中心建成之后开展业务偏少，资源闲置现象突出；更多的单位则缺乏对培训中心建设与发展的规划，管理运行方面存在着诸多问题。

对机构建设经费支持项目进行重点分析，对标上级政策导向，查摆项目建设存在的问题和原因，并积极改进完善，全面调整思路，努力发挥其作用，才能帮助机构找准未来建设投资的方向，切实增强机构持续获取建设经费支持的能力。

2. 发展性项目 主要是指医院已开展、效果可期、与技能相关的各类项目，包括继续教育项目、培训活动、接待外院参观等。这些项目已基本成形，便于借用，对于机构建设具有现实的利用价值。

发展性项目中，有的是上级指令的，如基层卫生骨干人才培训项目；有的是医院自己主办的，如××技能专修班。对这些项目进行重点分析，其目的主要在于借助这些项目更快地打造出一批技能培训课程/项目，更早地体现出培训机构建设的价值。

3. 开发性项目 主要是指医院已开展，具备转化成培训项目潜力的一些特色工作及其成果。这些项目存在于临床诊疗、运营管理、工勤保障等工作类别中，有的可能不够成熟仍需继续打造，有的可能已较成熟但未受到重视。例如，有的医院开展了较多的临床护理“品管圈”活动，但活动成果没有用于培训或者活动没有向医疗、管理、保障领域延伸与拓展；有的医院针对运营管理、工勤保障方面的具体问题多方外出参观学习，并结合自身实际探索得到了一些切实有效的经验和做法，但这些经验和做法还没有转化为培训项目。

针对开发性项目，机构需要在调研时予以仔细甄别和主动发掘，其目的在于将其由小做大、由弱做强，最终建成具有特色的技能培训课程/项目。

二、培训资源前瞻研究

医院技能培训资源前瞻研究是结合医院的实际状况，立足于培训机构目标定位的圆满实现，对其所需资源开展的理论性研究。这些需求可以是医院目前不具备的，甚至是医院未来很长一段时间都难以具备的，但也有一些需求是经过努力可以尽快实现的，因此，前瞻研究的主要目的是积极推动机构的当前业务工作和未来长远发展。

（一）总体要求

培训资源前瞻研究必须紧紧围绕医院顶层设计的培训机构战略目标定位，由上而下，划分领域，展开全局性、体系化的研究，研究重点在于查找出支撑各个领域技能培训业务顺利实施所需要的资源要素。

（二）基本思路和方法

培训资源前瞻研究以“资源要素”分析为中心，具有一定的理论性研究属性，这与既往资源回顾分析以“培训项目”收集为中心，对现实工作进行评估具有显著的区别，因此其分析思路和方法也有所不同。

1. 分类分层分析 站在医院技能培训机构规划目标定位的角度，俯瞰其下临床诊疗、运营管理、工勤保障这三个类别的技能培训业务，梳理每个类别之中各个学科/专业、工种/岗位所需要的特别技能，再由此设计出理论化的技能培训课程/项目，并据此分析其建设需求要素。这种自上而下，先分类再分层的分析思路易于保证分析工作的全面性和完整性，也有利于增强分析结果的体系化和实用性。

2. 以课程构建为核心 医院技能培训课程要有价值、受关注，能见效、受欢迎，这是医院技能培训机构建设与发展之根基，无疑也是技能培训资源要素分析之核心。医院的临床诊疗、运营管理、工勤保障等各个工作岗位都有其职业技能要求，其中的有些技能或许如“安保人员指挥他人倒车入库”般不起眼，但训练之后产生的价值却不可轻视。

培训资源前瞻研究要将精力集中于技能培训课程的构建，但此时的课程构建属于理论研究，只需要明确较为具体的方向，并不需要像现实工作中建设优质技能培训课程那样给出培训环节、训练氛围等设计方案，其侧重点在于研究建设这些课程到底需要哪些必要的支撑条件，从而找到培训机构建设的现实需求和努力方向。

3. 由“人机料法环”入手 围绕医院技能培训课程建设，前瞻性研究其支撑资源，可以沿用“人机料法环”质量管理理论，从五要素分析入手，这也是医院建设及医院等级评审工作中广泛使用的手段。

对于医院技能培训课程建设来说，“人”主要指培训教师和拟培训的各类学员；

“机”主要指用于培训的仪器设备；“料”是指用于培训的辅助设施及耗材；“法”可解读为主要培训方法、监管手段和激励措施；“环”则是培训活动的场所。

在开展五要素分析时，需要特别注意以下两个要点。

一是务必要在脑海中刻画出相关技能培训课程的质量标准和大体轮廓。例如，拟培训的技能是否先进或实用，拟采用的手段是现实、模拟还是虚拟，拟组织的方式是个体培训还是小组、班级培训。

二是特别重视五要素中“人机环”的分析，该三要素是限制技能培训课程建设的客观、条件性要素，都不是培训机构短期内通过自身努力即可拥有的资源。缺乏这些要素支持的技能培训课程不具有现实可行性，只能列为理论化、待建设项目，不必涉猎过多。虽然未来总可期许，但也不可心有千千结，羁绊路难行。

第二节 目标范畴的界定

回顾性或前瞻性研究医院的技能培训资源，都是为了提高培训机构运行管理目标设定的精准度，也是为了增强医院规划方案“目标定位”中52个内涵指标梳理的方向感。培训机构运行管理目标蕴藏于52个内涵指标之中，但它并非简单的存在。在设定和梳理目标的过程中，必须清晰界定、牢牢把握其范畴。

一、基本概念

培训机构运行管理目标是机构为了促进业务开展和持续进步，认真研究确定的中远期重要工作项目及其组织、实施与控制方案，旨在最大限度地调动机构员工的主动性和创造性，最大限度地发挥医院技能培训各种资源的价值。该目标是机构自身设定的，运用“目标管理法”有助于提高其运行效率和管理质量。

广义上，培训机构运行管理目标范畴颇为宽泛，涵盖了机构建设、运行、优化、发展全过程工作中的基本内容及其相互联系。狭义上，其范畴可界定为同时具备可行性与重要性的那些工作内容及其相互联系。

二、目标设计要点

依据培训机构运行管理目标的概念及其范畴，机构在设计其目标时需要注意以下要点。

（一）吃透概念，保证目标的清晰与精准

理论上，机构运行管理目标是其重要工作项目及其组织、实施和控制方案，是一个整体；执行时，其重要工作项目也可被简单视作运行管理目标，而将组织、实施和控制方案视为实现目标的方法、途径。

没有条件，谈不上达成目标；没有过程，也无法达到目标。因此培训机构对其基础条件建设和运行管理规章往往都会高度关注，甚至会不断地提出诉求，但是，获取优质的资源，制订有利的政策，其本身不过是达到目标的方法手段，而绝不是培训机构建设的目标，甚至也算不上是决定性的制约因素。对此，机构主任一定要认识清醒，不可偏离建设方向。

（二）实事求是，既要竭尽全力又要知进退

在研究分析培训资源时，我们强调要区分理论需求和实际状况，设定目标时，我们同样也要如此。对于机构而言，其可调动的资源毕竟有限，在机构建设发展过程中，有一些责任需要由其完全承担，但更多的责任其只能部分承担。

秉承实事求是的态度去设定运行管理目标，这不是逃避责任，而是更努力、更踏实地进取。只有分清机构在其中承担的是完全责任、部分责任或无责任，才能相应地做出全力争胜、跳起摸高或果断放弃的抉择，由此设定的目标才不至于偏颇或落空。

（三）强调凝练，避免目标过多或杂乱

机构运行管理目标直接支撑着医院对机构的战略定位，具有中远期性的特点，其数量不可过多，彼此虽互相联系但功能各有侧重。如果将医院战略视作一所建筑，机构运行管理目标就如同中国式建筑中的栋柱梁。

与资源建设不是机构运行管理目标一样，机构每年开展多少培训业务，阶段性获取多少项目或成果，这些也都不可视作机构运行管理目标。其与目标的关系，就如征途的过程与终点，是一个阶段，必须得到重视，但不可在过程中迷失于其中。

三、目 标 分 类

培训机构运行管理目标既要清晰、具体，又要现实、综合，因此其设计并非易事。在众多的工作任务中设定目标，需要遵循前述的原则，但也要尊重现实，适当体现灵活性，其中对于目标分类的理解较为重要。

（一）层次分类

如前所述，目标是重要工作项目及其组织、实施和控制方案，是一个体系。按照层次，可以将目标体系中的诸多内容区分为总目标、分目标、子目标及具体任务。理解目标的体系层次，设定目标时才可能做到思路清晰、善于综合。

（二）时间阶段分类

培训机构建设是一个过程，机构目标实现需要经历很长一段时间。在咬紧目

标的前提下，机构必须集中精力完成好现实工作任务，有条不紊、按部就班地推动机构发展壮大。

培训机构发展壮大总体上需要历经起步建设、初步运行、改进完善、后续发展四个阶段，将其目标体系中的诸多内容分别纳入不同的时间阶段，能够使之更加具体化，更具现实性。

（三）任务来源分类

机构运行管理目标是由机构自身设定的，但必须完美支撑医院的战略规划。因此，按照任务来源，可以将其目标任务区分为指令性目标和自主性目标两类，前者来源于医院规划建设方案设定的 52 个指标中排除由医院行政管理层执行完毕者之后余下的大多数指标，后者是指培训机构为解决自身建设发展过程其他重要问题所设定的工作目标。

（四）其他分类

培训机构运行管理目标还可以按照年度、重要性、难易程度、人财物需求属性等进行分类。这些多样化的分类思考方式，有助于加深培训机构对其工作目标内涵的理解，增强其开展工作的灵活性。

第三节　确定目标内容

依据自身状况，对照目标范畴，将中远期重要工作项目及其组织、实施与控制方案设定为培训机构的运行管理目标，这是培训机构建设发展过程中的重大事项。清晰精准的目标，可以避免机构工作无效性盲动，也可以促进机构在可发挥空间里最大限度的有所作为。

一、基本要求

培训机构运行管理目标的设定需要经历一个深思熟虑的过程，并不强求其建立之初就设定完毕。看准者先定，先定者先行，稳扎稳打，边行边看，这是实事求是的体现。但是，建立之初培训机构至少要有一个具体目标，因为只有走出一步，才谈得上看下一步。

培训机构设定运行管理目标体系时，需要抓住以下一些要点。

（一）要落实机构主任负责制

运行管理目标必须由团队负责人去研究和设定，盲从上级，或由下而上开展过多的调研讨论，对团队建设而言都是十分糟糕的事情。医院技能培训机构作为医院里的新生事物，其建设发展可供参考的例证不多，设定目标的过程有所曲折也是在所难免，因此，机构主任必须将设定运行管理目标当作自己的核心任务，由设定目标入手，潜心研究机构建设发展工作，真正落实好机构主任负责制。

（二）目标设定要强调系统性

培训机构运行管理目标不只是机构具体的重要工作项目，更包含着其组织、实施与控制方案，这是一个虚实相关联、无法分割的整体。忽视其系统性，孤立地对待所谓的抽象目标，必然会降低“目标”的固有价值，也会致使“目标管理法”无从落实。将制订、组织、实施和控制的方案摆在同等重要的地位，系统化地进行设计，才能使目标真正丰满、具象起来，进而实实在在地持续发挥其引领作用。

（三）选择目标需要唯物辩证

能够直接支撑医院对机构的战略定位，具有栋柱梁的作用，这是机构运行管理目标的基本特点。因此，设定机构运行管理目标不能简单地看待自身现实状况，只重视已有优质资源的利用，忽视相对薄弱资源的开发。强与弱是矛盾的两个方面，强弱是相对的，没有绝对的强，也没有绝对的弱；强弱是变化的，没有永恒的强，也没有永远的弱；机构内部比较时如此，机构外部竞争时也是如此。

将唯物辩证的思维用于培训机构运行管理目标的设定，视野会更加开阔。当视野开阔，可以看到更多的方向时，才谈得上比较和选择。

（四）要有创新意识和拼搏精神

设定目标要实事求是，不能脱离自身的现实，但是，培训机构建设发展过程中总会有一些绕不过又必须过的坎，此时培训机构就必须强调创新意识和拼搏精神。在设定中长期运行管理目标时，这样的工作项目可以留白，但不能没有位置。

二、设 计 示 例

培训机构运行管理目标的设定是一个自上而下的系统工程。所谓自上而下，是指主任负责制的落实，但这并非指主任包干，而是上下结合、融为一体。所谓系统工程，是指其目标不仅是工作项目，还包含其组织、实施与控制方案。

机构主任负责重要工作项目的选择及其组织方案的拟定，全员参与实施和控制配套方案的制订与完善工作，这种两步走的方式比较适合用于培训机构运行管理目标的设定。

（一）提出重要工作项目及其组织方案

医院规划临床技能培训机构时，从管理、条件、技术、产出四个方面规定了六大内涵，并给出了初步的52项内涵指标。机构主任要紧盯六大内涵，参考内涵指标，结合医院自身现实状况和建设发展需求，本着“一张蓝图绘到底”的原则，认真选择重要工作项目并设计组织方案，以此作为培训机构的运行管理目标。

机构运行管理目标蕴藏在医院规划方案之中，但并不是简单的存在，各个医院的情况不同，其需求也各不相同。多数医院技能培训机构在梳理相关内涵指标时，会发现“提升机构业务能力”是机构的一个迫切重要工作项目，该要求蕴藏在管理类（管理组织架构、管理制度机制）、技术类的多个指标之中。为此，我们将“提升机构业务能力”作为机构设计运行管理目标的示例，遵循培训机构建设目标的范畴，大致梳理出培训机构承担完全建设责任和部分建设责任的工作，以分目标、子目标、具体任务的分级表达方式，列出了该目标的组织方案，举例如下。

目标之一：提升机构业务能力。

分目标 1：提升培训机构管理能力。

子目标 1-1：提升机构主任（副主任）的履职能力。

任务 1-1-1：转变角色，调整工作重心，将主要精力用于培训机构的管理与建设。

任务 1-1-2：全程参与培训机构规划方案起草、基础设施建设、运行体系设计、规章制度制订、人员选拔配置等工作，培养实践能力和大局意识。

任务 1-1-3：深刻理解机构主任负责制和机构主任目标责任制的内涵。熟悉并充分发挥教学管理委员会、教学督导委员会、伦理委员会等对机构建设的推动和规范作用。

任务 1-1-4：积极研究国内外临床技能培训业务新动向，持续研究和不断完善培训机构自身规划方案，培养和保持革新意识与创新精神，竭力追求机构建设发展的新路径和新高度。

子目标 1-2：提升机构管理人员的管理能力。

任务 1-2-1：组建机构内部质控评价小组、运营核算小组，建立收入支出明细，培养成本效益意识，确保完成医院下达的效益指标。

任务 1-2-2：深入学习和研究各管理岗位职责和规章制度，并对其进行不断的修改和完善，努力使之更加简洁，更具实用性。

任务 1-2-3：努力改善教学基础条件，重视教学仪器设备的分类与组合研究，持续优化教学流程，丰富教学手段、方式。

任务 1-2-4：以培训机构管理与业务工作为中心，鼓励有序、协调地兼顾医疗、科研工作，努力追求业务进步和个人成长。

任务 1-2-5：与机构内部各训练室、项目组、培训组等保持密切的联系，有效发挥对培训教师和各培训团队建设成长的引领作用。

分目标 2：提升机构成员教学水平。

子目标 2-1：创建培训机构的培训课程体系。

任务 2-1-1：建立培训课程/项目建设的规范程序和环节质控标准。

任务 2-1-2：将基准性训练项目建设列为首要任务，互相借鉴，同步推进，确保短期内全面建成、建好。

任务 2-1-3：按照个性化设计，成熟一个建设一个的原则，分步骤推进鉴别性训练项目建设工作。

子目标 2-2：保证培训课程/项目质量。

任务 2-2-1：建立完善的培训质量保障体系，有效发挥监管、评价和促改的作用。

任务 2-2-2：以组织演练、内训等方式弥补初期外训业务量不足的问题，保证培训课程/项目立项率和高质量。

任务 2-2-3：以立项的方式推动教育教学改革研究工作，努力将“重视教研工作”内化成为本机构的基本属性。

分目标 3：加大培训机构产出力度。

子目标 3-1：持续做好内训工作，逐步提高外训业务量，受训人员的类别和数量稳步增加。

子目标 3-2：举办或参加重要医学教育教学会议，获得教学研究项目及成果，媒体关注度和员工认同率逐步提高。

本示例将“提升机构业务能力”列为机构中远期重要工作项目，设定为机构运行管理的一个目标，并在组织方案上分解成了 3 个分目标、6 个子目标，以及 15 个具体任务，逻辑条理较为清晰分明。

本示例所用的思路和方法普遍适用于培训机构运行管理目标的设计，但具体内容仅供培训机构主任们参考。需要注意的是，本示例纯粹源自对 52 项基本内涵指标的梳理，并没有提出自主性目标任务，因为不同机构自主建设的目标各不相同。同时，示例列出的具体任务也并不全面，因为具体任务的分解并非机构主任包干完成的工作，而是机构全员参与制订的实施和控制方案的主要内容。

（二）实施和控制方案的制订与完善

如前所述，机构运行管理目标设计中实施和控制方案的制订与完善工作必须在机构主任的引导下，动员机构全员参与才能圆满完成。本示例围绕“提升机构业务能力”列出了 15 个具体任务，该 15 个具体任务及其在机构内部各个单元拓展和深化所形成的方案即是所谓的实施和控制方案。毫无疑问，本示例所给出的工作项目已很明确，但所列出的具体任务很可能并不全面，也并未深入，因此，实施和控制方案最终成型还有待于工作的上下结合和融为一体。

宣传教育、任务分解、汇总审核是制订、完善实施和控制方案的基本流程与方式，其目的不外乎对具体任务的拓展补充和深入细化两个方面。该工作流程与方式本身并无特别之处，但工作成效对于机构建设发展的影响力不可低估。其推进过程中至少需要树立以下意识。

1. 在思想认识上，要意识到该工作成果既是机构运行管理目标的一个组成部分，该工作本身同时也是建设机构的具体行动，因此必须做实做透。

2. 在工作要求上，一是要高度重视宣教，力求在认识上达成共识，工作中形成合力；二是要切实加强引导，培养机构成员立足本职，聚焦实践，创造性开展工作的职业素质。

3. 在效果预期上，要承认从接受宣教到创造性思考，从被动到主动，需要经历一个过程。要允许机构的不同单元、不同个体在工作进程上存在差异，但最终必须步调一致，绝不可途中偃旗息鼓。

第四节 目标选择总体要求

即使是中远期建设，医院技能培训机构最终设定的运行管理目标肯定不会只有一个，蕴藏于医院规划方案中的目标选项更不可能只有一个，因此，宏观上分清形势，操作中科学统筹对于机构运行管理目标的设计至关重要。在目标的最终选择上，机构需要把握以下的总体要求。

一、方向正确

指定后分解或汇总后归纳，都只是设计培训机构运行管理目标的工作方式，而且设计运行管理目标本身也并非目的，只是手段。衡量该方式和手段是否科学，要以结果为导向。而现实结果就是要如同“栋梁柱”般支撑起医院制订的培训机构建设规划方案，远大目标则始终是符合“满足社会发展对于医院人才培养的需要，培养卓越医院技能型人才”机构建设宗旨，这是培训机构设计运行管理目标时必须牢牢把握的工作方向。

二、体系完整

设计培训机构运行管理目标组织方案时，要重视系统性，但必须突出重点。以前述“提升机构业务能力”运行管理目标的设计为例，其三个分目标之中，“提升培训机构管理能力”属于基础性、关键性目标，“加大培训机构产出力度”属于导向性、结果性目标，而“提升机构成员教学水平”则属于主体性、中心性目标。这样的设计组织，体现了“夯实基础，丰满主体，明晰导向”的思维方式，基本保证了设计目标组织方案的系统化和完整性。

三、切入点精准有序

沿用基础性、主体性、导向性分目标设计的做法时，要充分认识到三者之间相互关联、互为影响和难以分割的关系，因为这涉及制订“目标实施与控制方案”时切入点选择的问题。切入点的选择不能过多，因为机构的资源和力量终究有限；切入点的选择也不能过少，否则就会影响整体任务的推动进程。

一个好的切入点应该具有挑战性，必须具有带动效应。在基础性、主体性、导向性三类目标之中，主体性目标作为切入点最为合适，因为主体性目标是培训机构得以存在的根本理由，而基础性目标是为主体性目标而生，只有主体性目标达成之后才能得到强化并最终实现。至于导向性目标，那也只是主体性目标实现之后的必然产物。

仍以前述“提升机构业务能力”运行管理目标的设计为例，其中“提升机构成员教学水平”主体性目标给出了 6 个具体任务，可以在其中选择一个或几个作为首选切入点。从 “将基准性训练项目建设列为首要任务”的表述可以看出，该具体任务符合被选择为首选切入点的特点。

前述示例各项具体任务的切入点虽有先后，但除了“鉴别性训练项目建设”的切入点可以延后较长时间外，其他各项具体任务的切入时间间隔不宜跨度过长，因为建设课程体系与保证课程质量是同一个事物的两个方面，不可长期缺失其一。总之，切入点的选择精准有序才能科学安排时间节点，充分调用有限资源，及时出台和调整配套政策，保证培训机构运行管理目标的科学化和可行性。

本 章 小 结

运行管理目标是机构的重要工作项目及其组织、实施和控制方案。科学设计运行管理目标，是医院技能培训机构建设发展的基本要求，设计时必须做到自上而下、职责分明、上下结合、融为一体。

机构主任是重要工作项目及其组织方案的设计者。机构主任要认真分析医院自身状况，遵循系统、辩证、创新的基本原则，仔细甄别医院规划建设技能培训机构的内涵指标，有层次、分步骤地给出机构重要工作项目及其组织方案，再引导和动员机构全员共同制订和完善实施与控制方案，最终制订出适量、恰当的机构运行管理目标。

培训机构运行管理目标要系统科学、完整可行，其制订过程看似复杂但有章可循，也可边走边看。其设计过程本身也是培训机构建设发展工作的具体行动，因此培训机构必须高度重视，不可绕道而行。

第七章　医院技能培训课程体系建设

在医院技能培训机构运行管理目标体系中，建设技能培训课程属于主体性目标、基础性任务，必须由培训机构顶层设计，全面规划，再分步建设。对培训机构来说，该体系的规划设计及所含课程的分步建设，都极其重要且具有挑战性。

医院技能培训课程体系规划设计虽然缺乏参考，但其内容不外乎操作、分析与管理等日常工作，每个方面的课程不外乎基准性、鉴别性两个层次，因此其设计并非无章可循。而课程体系的分步实施虽然看似比较容易起步，但起步课程要有代表性，质量必须过硬。所以，医院技能培训课程体系建设工作既简单也复杂，必须将统筹设计、广泛动员、分步实施、示范引领和协调推进的理念贯穿其中。

培训机构专职管理人员是课程体系建设的核心力量，每个人都要积极参与其组织管理工作，同时承担并做好各自的培训业务。简而言之，就是机构主任及其他专职管理人员要履行好岗位职责，组织大家共同高效完成各专业门类的基准性培训项目/课程体系架构设计任务，同时发挥好示范引领作用，率先完成好自己所从事专业门类的鉴别性培训项目/课程体系设计、建设和实施任务。

第一节　课程体系架构设计

建设培训课程体系是医院技能培训机构的核心工作任务，设计培训课程体系架构是该工作的第一项内容，之后才能有目的地开展具体课程的建设工作。课程体系架构设计需由机构主任负责，由专职管理人员结合本院实际情况共同规划设计，首先形成一个主体清晰的体系结构，然后付诸实施。其中的课程细节则可以在实施过程中不断完善。

一、课程体系相关概念

狭义上，课程体系是实现培养目标的具体规划方案，由特定的课程观、课程目标、课程内容、课程结构和课程活动方式组成，一门课程即是一个体系。广义上，课程体系泛指一个教学单位的全部教学内容及其进度计划安排。

医院技能培训机构教学对象所属的专业门类众多，但皆服务于医院的建设发展，因此其所有的培训课程可以广义地称为“课程体系”，并将其中某个专业门类的诸多技能培训课程合称为“课程群”，这也与现代教育改革发展的潮流相符合。

课程群是某一学科/专业内诸多课程的集合，它以学科/专业范畴作为课程群与群之间划分的界限。课程群内具体课程也可称为“课程模块”，模块之间相互关联、互补、渗透，共同组成一个有机整体。

二、课程体系基本架构

医院技能内涵宽泛，专业门类众多。理清其对应技能培训课程的类别和层次，对于课程体系的全面培育和具体课程的深化建设具有重要意义。为此，我们将医院技能培训课程体系的基本架构及其中的大致内容作如下的梳理，以供参考。

（一）课程群

根据医院工作技能所属的专业范畴，可将医院技能培训课程群分为三个类别，分别为临床工作类、运营管理类、工勤保障类课程群。

（二）课程模块

课程体系中各类课程群所含课程模块的设置，既要做到清晰具体，又不可留有遗漏。上述三类课程群所含专业门类的数量及关联性各不相同，因此需要根据课程群的具体情况设置其课程模块。

1. 临床工作类技能培训课程模块 临床工作技能涵盖于医疗、护理、康复、预防、保健和科研等临床工作之中，按照关联、互补、渗透的原则，将蕴含其中的技能按照培训条件相仿、培训方式近似等标准集中起来，即可成为一个培训模块。

从大的方面来说，可将临床工作技能培训模块概分为临床诊断操作技术、临床诊断特殊检查技术、临床治疗操作技术、预防康复保健技术、临床科研技术等。但这样的概分法过于笼统，有的模块包含的内容可能过多，模块间的关联性也可能不是很强，因此有必要结合临床专业科室设置办法予以细化。例如，将临床诊断或治疗操作技术训练模块细分为内科、外科、其他专科诊断或治疗操作技术培训模块；将临床诊断特殊检查技术细分为影像学、实验室、病理学、电生理检查技术等检查技术训练模块；也可将内镜、腔镜、中医药等单独细化为一个技能培训模块。

总体来讲，临床工作技能培训课程模块设置的方式可以多种多样，但设置时除了要关注课程模块内涵及模块间关联性，还必须考虑培训条件、培训方式上的相似性，后者同样非常重要。

2. 运营管理类技能培训课程模块 医院的运营管理必须规范化、标准化，并能够持续改进，其成效体现于其对临床工作和工勤保障工作的协调及促进作用是否显著。

医院的工作组织、医护管理、质量控制、绩效分配、医保管理、人事管理、财务管理、市场营销、党建宣传、病案管理等都有其工作技能要求，掌握有效、高效的技能才能确保相关岗位工作人员的视野始终投向临床工作和工勤保障工作，而不是视野向内、各自为战。在针对性设置技能培训课程模块时，培训机构可以根据关联、互补、渗透的原则对其进行有机整合，设计成医院文档技能、医院质量管理工具使用技能等培训课程模块。

信息化、智能化技术在现代医院运营管理工作中发挥的作用越来越大，但是这些技术的使用及其价值体现在临床、运营管理及工勤保障等具体工作中，因此与之相关的技能培训内容不宜单独设置为课程模块，至于其自身工作技能的培训则可以和医学装备管理一样，共同纳入工勤保障类技能模块之中。

3. 工勤保障类技能训练课程模块　医院的基础建设工作、物业管理、信息化建设、装备与物资管理、医疗照护、安保工作、园林绿化等都有工作技能的要求。这些工作事关改善就医体验、改造就医流程、节能降耗、开源节流等许多工作目标的落地落实，对现代化医院建设具有重要的意义，因此有必要设置为若干个技能培训课程模块。

（三）培训课程

培训课程是培训课程模块中的一个个组成部分，其中的各项具体内容相互承接、彼此关联，共同组成一个比较完整的集合，能满足从事医院某个专业岗位或其某一方面工作系列技能培训的需求。

培训课程设置可以先行分级，即在临床工作类、运营管理类、工勤保障类培训课程中首先设置临床诊疗基本操作技能培训课程、新员工技能培训体系课程等，作为三类工作岗位初级人员（含院校学生）的基准性技能培训课程。

在基准性技能培训课程之外，根据各工作岗位专门技能培训需求设置的课程即为鉴别性技能培训课程。

（四）培训项目

培训项目是培训课程中的一项具体内容，是结构化技能培训课程体系建设的基本单元，较小的培训项目可以独立设置，多个关联性项目则可构成一门训练课程。

三、课程体系初步设计

所谓课程体系初步设计，就是培训机构根据自身状况，在理论上对其技能培训课程模块、培训课程及培训项目进行的初步设置。初步设计过程中，培训机构需要把握以下要点。

（一）树立正确的课程观

课程观是对课程的各种认识和看法的总称，包括对课程的概念、编制、实施、评价等各个方面的认识。课程观在课程体系中起着主宰作用。医院技能培训课程要以服务人类健康为宗旨，要遵守法律和伦理学的要求，要坚持规范化、专业化的标准，要体现重实用、高效率的特点。

（二）保证课程的全面性

医院技能培训课程体系建设是一个长期、动态发展的过程，不能只顾眼前，不谋未来。对于新兴技术或本单位尚未引进的成熟技术，培训机构不应置之不理，而应在理论性设计时予以体现。尽管这些课程一时难以得到开发，但设计上的体现可以给机构后续建设以提醒。

（三）体现课程的现实性

在理论性设计的初步课程体系中，要将现实需求强、培训条件好的课程区分开来，作为重点进行打造。对于这类课程，要努力将其扩展建设成课程模块，同时应该针对该模块的主要受训对象编制培训计划和方案，力争将这些课程做实做优，从而为后续的课程建设奠定基础、积累经验。

第二节 医院技能培训课程深化设计

培训课程深化设计是培训课程计划实施的前奏，相当于课程培训大纲的制订。在理论性初步设计的课程体系中，那些具备现实性的课程都需要进行深化设计，使之成为真正的课程。这些课程将作为医院技能培训机构最重要的产品、最核心的竞争力，展现着培训机构的能力水平，决定着培训机构的前途命运。

与通常的课程设计一样，医院技能培训课程深化设计也主要包含着课程目标、课程内容结构、课程活动方式等几个方面。

一、课程目标设计

课程目标可以划分为行为取向性课程目标、生成性课程目标和表现性课程目标等类别。鉴于医院技能培训机构拟培训对象大多不是青少年，受训过程通常也较短暂，其培训课程的目标设定应以具体、明确的“行为取向性课程目标”为主导。当然，对于以区域、行业领先为规划建设目标的医院技能培训机构来说，仅仅关注知识、技能等可具体化内容的目标还远远不够，这方面尚需借鉴诸如新课改“三维课程目标”等思路进行完善。所谓的“三维课程目标”简而言之就是以一维的“知识与技能目标”为主线，渗透二维的“情感、态度、价值观”，并充分体现学习探究三维的“过程与方法”。

（一）课程总目标

医院技能培训课程的总目标是以专业技能培训为核心，满足医学实习生、住院医师规范化培训学员、医院内部及其他医疗机构员工专业能力和职业素养提升的需求，适应医疗机构稳步健康发展的需要，提供成体系、高质量的培训项目与课程，培养专业技能娴熟、专业知识扎实、职业兴趣浓厚的临床工作、运营管理、工勤保障等各类专门人才。

（二）具体课程目标

与训练课程总目标一样，每个课程模块、每门具体课程都需要制订具体目标。具体目标的格式、内容与总目标相一致。以医学技术类基准性培训课程“医学影像学”和医学人文类鉴别性培训课程“××团队素质养成”两门具体课程为例，可提出其参考性课程目标如下。

“医学影像学”课程目标：以掌握医学影像学基本操作技术和基本诊断技术为核心，满足非影像学专业实习生、住院医师规范化培训学员、医院内部及其他医疗机构相关员工专业能力和职业素养提升的需求，适应医疗机构稳步健康发展的需要，提供成体系、高质量的培训项目与课程，培养熟练掌握影像学专业技能、相关专业知识扎实、职业兴趣浓厚的临床医学人才。

“××团队素质养成”课程目标：以提高××团队成员的职业技能为核心，促进团队成员之间的交流沟通和团结协作，满足医院内部及其他医疗机构提升××团队职业技能和职业素质的需求，适应医疗机构稳步健康发展的需要，提供成体系、高质量的培训项目与课程，打造高素质的××团队。

二、课程内容结构设计

广义上，课程内容是教学对象所应学习的学科总和及其进程与安排，以教学计划为主要体现形式。狭义上，课程内容则是学生所应学习各门学科中特定的事实、观点、原理和问题及其处理方式。与上述课程内容的概念一样，技能培训课程也要制订培训计划，只不过教学内容主要是各门类专业工作中的具体技术及其原理和方法要点。

医院技能培训课程的内容，广义上主要涉及医学和管理学两个学科领域，每个学科领域又包含了众多的次级学科和专业门类，狭义上则是各个次级学科和专业门类受训对象应该学习的相关学科特定的操作技术及其原理和方法要点。

由于医院技能内涵宽泛、专业门类众多，设计其课程内容结构时，有必要先从广义上对其进行定位，再对其狭义的内容结构进行描述。

（一）课程定位

参照前述医院技能培训课程体系基本架构的设置方法，具体培训课程定位的内容主要包括以下几个方面。

1. 课程类别 是指其隶属于医学、（医院）管理学或其他学科，并据此将其划入临床工作类、运营管理类、工勤保障类相应的课程群。

2. 课程层次 主要是指其难易程度。面向院校学生、毕业后医学教育学员或新员工的技能培训课程相对比较简单、容易，属于基准性技能培训课程。面向继续医学教育者的技能培训课程相对较难，属于鉴别性技能培训课程，这些培训课程还可以根据其难易程度再分为初级、中级和高级。

（二）具体内容结构设计

培训课程内容结构设计必须以准确的课程定位为基础，否则设计的培训课程可能会缺乏针对性。具体课程的内容结构设计主要体现于培训计划（教案）、培训讲义（教材）之中，其中培训计划（教案）的制订是首要环节，该环节的核心任务则是内容选择上的“取舍”与内容组织上的“编排”，其相关的原则如下。

1. 内容取舍原则 坚持以需求为导向，宁缺毋滥；聚焦难点要点问题，不求全面；实用与先进并重，注重实效。

2. 内容编排原则 序列上提倡项目制，横向组织优于纵向组织；组织上强调教师主导，逻辑结构优于心理结构；结构上追求培训效果，螺旋式大多优于直线式。

以医院财务管理技能培训课程中的《医院收费员技能培训项目》为例，将其分为面向入岗前、新员工、老员工和业务骨干的四个层次（1～4 层次），经过取舍之后可以编排其具体培训项目示例如下。

项目 1-1：医院文化、服务宗旨及岗位价值认同培训。
项目 1-2：手卫生、灭火器使用、心肺复苏技能培训。
项目 1-3：仪表、倾听、语言沟通职业技能培训。
项目 2-1：收费工具使用技能培训。
项目 2-2：门诊病历首页及医学术语理解培训。
项目 2-3：唱收唱付强化培训。
项目 3-1：收据、现金与账目管理技能培训。
项目 3-2：收费室设施设备维护保养技能培训。
项目 3-3：工作环境与秩序管理方法及技能培训。
项目 4-1：医保政策自我学习与宣教方法培训。
项目 4-2：工作流程分析与工作质量评价方法培训。
项目 4-3：部门间工作配合与协调基本技能训练。

上述《医院收费员技能培训项目》仅仅是非专业人员站在培训机构角度设计培训课程/项目的示例，但其结构设计与前述规范化、专业化、重技能、偏实用的课程观基本吻合，其行为取向性和体系层次区分均较清晰，内容与课题体系总目标（培养专业技能娴熟、专业知识先进、职业兴趣浓厚的专门人才）相一致，与以“技能与知识目标”为主线，渗透“情感、态度、价值观”，并充分体现学习探究“过程与方法”的三维目标也相一致，将其用于医院日常管理实际工作，效果总会优于“慢慢适应，自然生长”的培养方式，以此为基础开展收费室服务明星、明星窗口，乃至服务明星集体的创建活动，将使其提高服务质量的行动真正得以落地、有迹可循。

三、课程活动方式设计

本章所述课程活动方式是由医院技能培训机构顶层设计，对所建设课程体系中各门类培训课程或培训项目拟采用主要教学方法手段做出规定的指导性意见。培训教师需依据该指导性意见深入研究和灵活运用各类培训方法手段，具体内容参见第八章。

机构对培训课程/项目活动方式做出规定是十分必要的，一方面可以在培训教师设计训练课程/项目教学方法时为其指明方向；另一方面可以避免培训教师避重就轻、避难就易，过多使用讲授式教学方法，以免影响培训课程质量。当然，培训机构对相关培训课程/项目活动方式做出的规定不宜过细，否则有可能影响培训教师的工作热情，不利于培训教师创新精神的培养。

在培训机构建设课程体系的起步阶段，建议对相关课程活动方式做出课程性质、培训方式、培训手段等三个方面的界定。

（一）课程性质

所谓课程性质是指培训教师拟建设的培训课程属于理论课、技能课，还是以理论或技能为主的综合课。界定课程性质，主要目的是保证整个课程体系的建设方向不偏离“技能”培训。

（二）培训方式

技能课程培训方式多种多样，可以在课堂、现场、培训室或线上进行模拟、实操或体验等。在深化设计培训课程时清楚界定其方式，才能保证课程的可行性。

（三）培训手段

所谓培训手段主要指培训使用的设施设备与器材，如实物、仿真设备或虚拟器材。当然，培训时难免需要安排少量理论知识介绍，但其手段是讲授、研讨或设问等也需要给予界定。界定其培训手段是深化设计培训课程的细节性工作，在该环节组织开展充分的交流研讨活动，有利于引导培训教师去研究和热爱培训工作。

仍以前述《医院收费员技能培训项目》中“项目1-3：仪表、倾听、语言沟通职业技能训练”为例，其课程活动方式设计可以给出以下三个方面的界定意见。

1. 课程性质 以技能为主。

2. 培训方式 培训室+现场。

3. 培训手段 视频录播系统+实物+模拟患者及其家属。

上述培训手段中的“视频录播系统”作为一项专门要求，是指培训教师需要对实训过程中受训员工的表现进行录像采集，再将此期间表现优秀与表现欠佳的片段进行剪接、合成，用于指导和纠错。此课程活动方式的细化设计，基本上可以保证该培训项目不会过多偏离“技能”培训课程的建设方向，可以预见该培训很有可能取得显而易见的效果，反之如果不予以细化则该培训项目就很容易沦为空洞的理论性说教课。

上述课程目标、课程内容结构和课程活动方式三个方面的相关规定，以及其中必要性的细化，有利于深化设计培训课程时始终遵循课程体系建设的大方向，同时又不限制培训教师创新的空间。这些规定是否科学、是否先进，主要取决于培训机构对相关课程的目标理解是否准确，对相关课程的内容掌握是否全面。需要强调的是，本书所述的这些规定仅仅是参考性意见，而并非标准，但培训机构及其培训教师在根据自身情况进行自我设计时，对其中“课程活动方式”设计难度的要求只应提升，不可降低，因为这是技能培训机构以“技能”为培训主业的基本要求。

第三节 医院技能训练课程分步实施

在医院技能培训机构理论性课程体系中，只有部分具有可行性且有培训需求的课程能够得到深化设计，这些经过深化设计的课程必须尽快予以实施，尽早形成成果。该工作主要涉及培训机构、培训教师两个层面，其中，教师层面工作主要是备课、试训和正式培训等（见第八章），机构层面工作主要包括先行课程的选择和组织实施，以及后续课程建设与课程运行管理三大项内容。

一、先行课程的选择

理论上，经过深化设计的技能训练课程都可以组织实施，但实际上，培训机构课程体系建设总要历经先夯实基础，再添砖加瓦的过程，才能最终做到历久弥新、经岁愈醇。在技能培训机构起步建设阶段，其初期实施训练课程的选择更是不可随意。

（一）基本原则

深化设计的技能训练课程均具有“现实性”优势，即培训现实需求性高，现有培训条件好。在具备该优势的众多课程中选择哪些课程先行实施，需要考虑以下基本原则。

1. 具有代表性 代表性原则是指优先实施的课程要覆盖每一个课程群及课程群里尽可能多的课程模块。其目的在于推动课程群的同步均衡建设，从宏观上搭建课程体系框架。

2. 控制数量　培训机构起步阶段，各类资源有限，课程建设只能从训练项目入手，从项目到课程一个一个地进行建设。优先实施的训练项目、训练课程类似于示范课，必须确保其成功率，因此数量不宜过多。一般而言，同一时间段优先实施的训练项目数量不应超过培训机构专职管理人员的数量，否则对其支持和监管的力度可能不足，建设质量可能难以保证。

由于医院工作比较繁忙，一次新建训练项目从备课、试训到改进可能需要耗费 2～3 周的时间，按照培训机构 6 名专职人员配置计算，其第一年可建成训练项目课将不足 150 个，对此培训机构要有耐心，起步阶段切勿急于求成。当这些先行实施的示范类课程取得成功之后，后续的课程建设工作自然会加速发展。

3. 公平公正、公开规范　不管培训教师对于其申报课程能否入选关不关注，培训机构都必须按照评审标准，公平公正、公开规范地做好先行实施课程的选择工作。对于培训机构，这是其动员宣传、健康发展的需要；对于机构成员，这是尊重、激励，也是管理、约束。

（二）注意事项

选择先行课程应遵循的基本原则，需要在执行过程中得到透彻的理解、灵活的运用。下列注意事项在执行时可予以思考。

1. 培训课程现实需求性高与低的评判，必须广泛听取其所面向的一线员工的意见，并从必要性、先进性等方面加以理性分析。

2. 培训课程现实条件好与差的评判，主要涉及培训设施设备和培训教师两个方面，其中对培训教师评判的内容，一是依从性高低，二是能力水平如何，而依从性是其基础。但是，培训教师依从性的高低并非一成不变，当激励措施力度加大时，其依从性可能会由低变高，获得提升。至于教师能力水平评估，其标准不宜过多参考理论授课，在不同专业技术领域之间也不宜使用统一的标准。

3. 拟选课程的代表性，主要是指其覆盖课程群及课程模块的状况，但具体选择时还需要考虑其典型性等状况，如拟选课程实施后预计影响面的宽窄，拟培训技术先进性程度的高低，培训所用仪器设备价值的大小。通常，那些兼具典型性的训练课程更值得先行实施。

4. 控制拟选课程数量包括两个层次的含义：首先，是指其总数量不宜过多，否则单个训练项目的质量难以得到保证；其次，是指训练项目所归属的课程不宜过多，因为过于分散的训练项目不利于课程的完整建设。

5. 先行实施课程的选择工作可以分批次进行。分批后，课程选择与课程实施两项工作交替重叠，有利于培训机构更加及时地总结经验，更加快速地提升工作质量。

6. 公平公正是相对的，公开规范是必需的。公平公正的前提是要有客观、易行的评判标准，但选择先行课程基本原则中的某些原则并不容易量化，还有一些课程是站在课程体系建设高度，必须先行实施的指令性任务，因此，对于先行课程入选主要原因的全面公开具有重要意义，需要及时落实。

二、先行课程的组织实施

先行实施的训练课程拥有更多更好的需求与条件，因此培训机构必须举全力打造这些“高起点”课程，从而为后续课程建设探索出途径、模式，建立质量评价标准。在组织实施的过程中，培训机构需要明确工作的总体要求，抓实工作的关键环节。

（一）总体要求

不谋全局者，不足以谋一域；不谋万世者，不足以谋一时。先行课程是培训机构课程体系建设的排头兵、风向标，蕴藏着大局中定位机构、态势上影响医院的作用，因此其组织实施工作必须把握好如下的基本要求。

1. 切实转变观念 凡事预则立，不预则废。培训机构先行课程实施后，医院工学矛盾的问题将会逐步显现，“废医办学，不务正业”之类的思想或议论可能会萌生，甚至蔓延。因此，培训机构必须制订以“转变观念，统一思想”为目标的预案，此所谓“先知而后行，行必有为”。

相关预案的设计旨在疏导，落实重在无痕，成效源于自信。须知，培训业务本身不是医疗，但价值胜于医疗。大力发展技能培训业务，是医院发展策略的调整，而非医疗工作中心地位的弱化；是医院建设模式的转型，更是医院综合能力的整体再造。

2. 机构主导全局 全面性、深入性，是培训机构主导先行课程实施工作全局的两大要素。所谓全面性，是指机构专职人员要主动集编剧、导演、主要演员和剧务等任务于一身，里里外外、上上下下去亲力亲为。所谓深入性，是指每一个环节的工作都要按照PDCA循环的要求去完成。

3. 医院全员参与 实施技能培训先行课程，意味着医院建设模式转型升级工程正式扬帆起航。医院全员身在其中，理当各司其职、齐心协力，以保征途顺达。不过，员工参与的方式多种多样，可以是行动参与，也可以仅仅是情感支持；行动中可以担任角色，也可以仅仅做个客串或者看客。实施过程中，切不可不分身份、刻板划界，将过多的人牵涉进无关的事务之中，以至于加深工学矛盾。

（二）工作要点

1. 计划科学，执行有力 先行课程安排工作的内容，主要是定人定责、定时定地。其计划制订要实事求是、因地制宜，务必做到先后有序、松紧适度。计划一经制订就必须严格执行，要用铁的纪律，打造培训机构钢的作风。

2. 职责明晰，任务具体 完成一堂技能试训课，涉及项目负责人（机构专职人员）、培训教师、试训对象三类人。这三类人在方案设计、备课、训练三个阶段依次作为主体，角色不断变换。其间，谁主谁辅要清，各自任务要明，总体上要讲协作，局域上应不相扰。

需要强调的是，培训教师既是备课阶段承担工作任务的主体，又要负责后续培训课的具体实施，其职责必须十分明晰。作为主体，培训教师要全身心投入备课，一方面扎扎实实提高教师自己的技能水平，力求融会贯通、技艺高超；另一方面要刻苦钻研技能教学业务，力求察己知人、知人善教。训练结束之后，培训教师要及时总结经验教训，积极反馈意见建议。当这样的员工批量涌现时，也就意味医院转型升级工程的花期将至。

3. 保障到位，激励精准 先行课程的实施需要给予全方位保障，其落脚点在“人”，即前述三类人；其举措在其工作的联动调整，以缓解工学矛盾。至于激励机制，可针对培训教师按照课次（而非学时）设定基础性绩效水平，按照质量设定奖励性绩效标准；针对项目负责人和受训人员视其为一个学习型小组，按照统一标准给予少量基础建设经费支持，按照评优标准组织年度评比并择优奖励。

4. 立足长远，整理资料 完成一堂试训课，所能绘就的仅仅是个原点。从原点出发，其未来的不断应用与持续发展之路还很漫长。不论是着眼一堂训练课的本身，还是放眼培训课程的体系，高标准做好试训课资料的整理工作，都是培训机构先行课程实施阶段组织工作的要点之一。其任务，主要是管理与执行两方面资料的分类收集和整理；其目标，旨在资料的永久保存和价值的持续发挥；其方式，必须做到无纸化、信息化，提倡数字化；其重点，在于优秀教师培育和优质课程打造的兼收并举。

5. 重视评估，以评促建 “评估”是培训机构建设发展过程中需要经常性使用的一个手段，可针对方方面面的工作、大大小小的项目，自我可成体系。从一次训练课入手，将“评估”做实做透，对于后续的课程、课程模块乃至课程群建设都具有极其重要的意义。

环节质量评估不同于终末质量评估，医院技能训练课的评估不可沿用院校课程评估设定多个一、二级指标和 n 个观测点的做法，评估时必须力戒形式主义、机关作风，避免陷入文字游戏、文件泥潭。对待一次先行技能训练课，其评估内容主要包括组织工作、培训质量两个方面。

（1）组织工作评估：只需项目负责人给出经验、教训及建议即可，但是其内容必须全面、客观、准确，因此该资料需要在培训机构内部及时公开，供大家参考和监督。

（2）培训质量评估：以受训者为调查对象，运用简单易行、匿名的技术手段，设计含义清晰的问卷，主要针对受训者本人主观体验进行量化调查。评估指标应当包含：训练项目实用性，训练内容先进性，个人技能提升程度，训练过程体验感，培训水平高低，培训时间效率高低等。

三、后续课程建设与课程运行管理

先行课程试点探索工作结束之后，机构的后续课程建设与课程运行管理也就步入了日常化阶段。日常课程建设与课程运行管理的水平主要取决于试点阶段的经验积淀固化及流程再造优化的情况，同时也会受到各项规划方案及相关制度规定等落实执行状况的影响。

（一）后续课程建设

后续课程建设是培训机构持续性、无止境的一项工作。与先行课程建设一样，其目标同样是打造优质课程、特色课程，其内容同样是师资、教学内容、教学条件、教学方法手段的四位一体建设，其方法步骤也基本一致（见本章第二节）。但是，先行课程的选题总体上属于机构分析判断之后的自我开发，而后续课程建设的选题还可能源于对医院内或医院外市场需求的应答。作为日常性工作，后续课程建设工作过程中需要把握以下一些要点，以形成常态化。

1. 改变组织方式 先行课程结束之后，机构专职人员在课程建设工作中的作用须由“全面主导，亲力亲为”转向“主导大局，聚焦关键”，即不再开展保姆式服务，着重加强申请开课的事前审核批准和先行课程之后的及时质量评估，并对其市场价值预期给出初步意见。

2. 调整激励办法 后续建设课程不宜提供普惠性质的经济激励，但不能没有激励。其激励办法，一是要突出对教师的精神激励，如建立培训师资库，由医院正式授权其承担院内、院外技能培训业务的资质；二是要辅以物质奖励，如可在事前审批阶段设置、评选一定比例的重点项目给予适当的经济激励，可在事后依据质量评估结果给优秀项目、课程及课程组颁发证书并给予物质奖励。

3. 下达建设任务 就是给培训教师压担子，规定其年度内必须分阶段建成的训练项目/课程数量。原则上，该数量标准只有下线，不设上线。至于其具体数量标准，则需要依据培训机构的建设规划方案，结合机构的现实状况来设定，以做到建设目标不变，节奏张弛有度。

4. 统一验收标准 后续单个训练项目或课程的建设工作是否完成，必须有一个验收标准。相较而言，工作完整性比工作质量更适合作为其指标。对待审批立项的训练项目/课程，只要能够按照进度计划如期完成并提交各类深化设计资料，然后组织一次内训活动且如实评估课程质量，机构就应该予以验收。当然，“完整性”也是对课程深化设计资料、内训活动实施过程的一个具体要求，其要义就是追求建设工作的一次定型，避免“半拉子工程”的无谓消耗。

5. 善于发掘课程 一所新建的医院技能培训机构，其最先、最应该受训获益的对象总是本院职工，而后才可能惠及院外。因此，着眼于本院业务发展需求，在平凡工作中发掘开发训练课程，就显得格外重要。事实上，这样的训练项目/课程并不难寻。例如，开发工勤保障方面“医院安保人员指挥倒车技能训练”之类的项目，其价值会远胜于医院内安保公司惯常的“队列训练加上队长训话”做法。再如，针对医院较多的行政管理人员将精力消耗于通知、文件、报告等的撰写，淡化了执行和研究执行等实质性工作的糟糕现象，开发“医院行政文书处理技能强化训练”之类的项目/课程并开展普训，就可以获得“文字工作任务减负，工作执行推动力增强”的效果，从而实现为医院运营管理部门“减员增效，转变作风”奠定基础的培训目的。

6. 勇于探索、敢于创新　不同的培训机构，目标定位可能不同，但其后续技能训练课程建设都需要重视实用、强调基础，也必须关注新颖、追求先进，只不过权重会因目标定位的不同而有别。在创新争先方面，培训机构可以立足本院优势，逐步建立若干个工作小组，形成常态化工作机制，随时关注和研究临床诊疗、运营管理或工勤保障领域的新动向、新技术，并将技术引进和课程转化工作统筹起来，勇于探索、敢于创新，获得相互促进、一举多得之成效。该工作要点，事关培训机构未来发展的高度，以及从开展技能训练入手建成学习型医院的目标能否实现。

（二）课程运行管理

课程建设是医院技能培训机构的永恒工作话题。已有课程需要打磨，新的课程需要建立，这一切都需要建立在日常课程运行管理顺畅的基础之上。在流程上，医院技能培训课程的运行管理与院校教学一样，不外乎制订教学计划、下达教学任务、教学环节监管、课程总结评估等，但前者具体工作的内容有如下特点。

一是培训任务计划性不强。培训机构可以提出培训业务量年度预定目标，也可以确定开展内训业务的大致时间，但是很难像院校排课那样给出一个计划表。至于外培业务，在培训机构起步阶段需要主动去招揽，在打开市场之后也很难做到非预定不接单的高度，因此任务计划性不强可能是医院技能培训课程运行管理过程中的固有特性。

二是工学矛盾问题易产生。医院开展技能培训业务之后，一部分人本职之外的工作量会有所增加，某些设备或场所的使用有可能变得紧张，这些工学矛盾的问题可能会在培训课程运行管理的各个环节涌现出来，甚至会导致计划迟迟不定、任务下达不顺、教学监管乏力、课程总结拖延。

培训机构对于课程运行管理存在的上述问题要有心理准备和预防措施，不能被动应付或视而不见。事实上，所有的工作都可能产生压力，但都只是外因，也都会因为应对得当而得以缓解。为了使之规范化，我们提出以下一些举措供培训机构管理课程运行时参考。

1. 强化机构组织建设　起步伊始，培训机构就必须有意识地加强从专职管理人员，到培训课程组、培训教师的组织建设工作。众多的成员，可以不在一起办公，但必须具有机构认同感和工作责任心。为此，培训机构制订的组织管理规定务必要言简意赅、重点突出，而且管理规定中要留有兜底条款，同时要视各项规定如铁，执行如钢。

2. 提高课程运管能力 强化组织建设，针对的是培训机构，属于内因。提高运行管理能力，针对的是专职管理人员，属于内因中的内因。总体上，机构专职管理人员必须始终坚持干在一线，想在二线，才有可能及时敏锐地发现问题，准确深刻地找到症结，实实在在地提高课程运行管理能力。例如，①必要时可调整内训的组织方式，由“班组”式转向结果为导向的“自主训练”式，可减轻内训任务，缓解内训与外培发生冲突时激发的工学矛盾；②可建立三名教师同质化培训同一个项目/课程的体制机制，以增强抽调教师参与培训的机动性，提高组织工作计划性；③可利用 APP、网页等，将成熟的训练项目/课程挂牌开出，并在显要位置提醒机构接受培训业务的限制性规定，以尽可能地提高组织培训工作的计划性；④要不断梳理和完善日常培训工作组织流程，要拒绝接受口头提出的培训业务申请，努力保证通过各种方式申请培训业务的手续正规、内容具体（图 7-1、图 7-2）。

×××××医院临床技能培训项目申请表

<table>
<tr><td>申请单位/部门</td><td colspan="4"></td><td colspan="2">申请日期</td><td colspan="2"></td></tr>
<tr><td rowspan="2">计划培训对象</td><td colspan="2">所属专业</td><td colspan="2">学历层次</td><td>人数</td><td colspan="2">开始时间</td><td>结束时间</td></tr>
<tr><td colspan="2"></td><td colspan="2"></td><td></td><td colspan="2"></td><td></td></tr>
<tr><td>计划培训目的</td><td colspan="8"></td></tr>
<tr><td>培训具体要求</td><td colspan="8"></td></tr>
<tr><td>项目其他信息</td><td>经费来源</td><td></td><td>经费额度</td><td></td><td>负责人</td><td></td><td>联系电话</td><td></td></tr>
</table>

图 7-1 某医院临床技能培训项目申请表

×××××医院临床技能培训项目审批表

<table>
<tr><td>申请项目内容</td><td colspan="4"></td><td>申请单位/部门</td></tr>
<tr><td>课程评估</td><td>优</td><td>良</td><td>差</td><td>备注</td><td></td></tr>
<tr><td>师资评估</td><td>优</td><td>良</td><td>差</td><td>备注</td><td></td></tr>
<tr><td>场地评估</td><td>优</td><td>良</td><td>差</td><td>备注</td><td></td></tr>
<tr><td>设备评估</td><td>优</td><td>良</td><td>差</td><td>备注</td><td></td></tr>
<tr><td>时间评估</td><td>优</td><td>良</td><td>差</td><td>备注</td><td></td></tr>
<tr><td>经费评估</td><td>优</td><td>良</td><td>差</td><td>备注</td><td></td></tr>
<tr><td>意见建议</td><td colspan="5"></td></tr>
<tr><td>审批结论</td><td></td><td colspan="2">审批人签名</td><td></td><td>审批时间</td></tr>
</table>

图 7-2 某医院临床技能培训项目审批表

第四节　课程资料的管理与利用

培训机构从一开始就要高度重视培训课程资料的管理工作，以确保应该保存的资料能够及时建档归档，归档的资料能够持续发挥作用，价值能够得到充分的挖掘。严格来讲，该工作应该被列为专项，由医院规划编制工作领导小组统筹规划和实施，至少应当对其专项建设经费做出规划和预算。

一、课程资料的管理

在医院技能培训机构网络平台设计的架构中，训练课程资源库居于核心地位。平台的建设涉及基础设施建设、应用系统开发、接口开发等内容，要统一技术标准，防止成为数据孤岛；要实现云端存储、虚拟教学资源系统嵌入，以及与医院其他信息系统集中式或分布式的融合。在这些工作中，培训机构最主要的任务是建设云端网络课程资源库，其要点内容如下。

（一）参与课程资源库架构设计

课程资源库架构最好与课程体系架构一致，即“课程群-课程模块-课程-项目”架构。可增设数据库自动统计分析功能，即以培训项目为单元，给出其更新次数、访问频次，以及实用性、先进性等评估结果的情况。资源库需要双备份，其他安全设计由开发公司负责。

（二）提出用户角色权限设置要求

用户权限在网络平台后台系统予以设置，用户的具体权限由培训机构提出。通常，可以将机构专职管理人员、培训教师设置为管理员、子管理员，分别管理机构资源云、教师个人资源云的数据。本院职工应被授权获取全部或部分培训资料的权限，供其自主学习；外部访客应有了解课程资源概况和浏览部分训练资料的权限。总体上，不论是对医院内部职工，还是对外院访客，课程资源“开放共享”的程度越高，越有利于培训机构的建设发展。

（三）制订资料上传规定并组织落实

建设和管理云端课程资源库，是培训机构的重要任务，也是机构发展壮大的必须手段。培训机构必须根据自身发展需求，制订资源入库工作的具体规定，再组织培训教师积极配合执行。

1. 基本要求　以单次培训项目为单元上传资料；经过试训或已用于培训的项目资料必须在规定的时间里入库；之后每开展一次培训，不管是内训还是外培，都必须在规定的时间里再上传一次资料；训练项目的命名要规范，必须使用统一的专业术语；要建立并不断完善培训课程/项目目录，目录可按照“课程群（专业领域）+课程模块（专业类别）+课程（亚专业/工种）+项目（技术）+更新次数”等方式进行编码、排序；上传的文字资料需要附上培训教师等的电子签名，以示尊重。

2. 基本流程 培训资料入库的基本流程包括培训教师提交资料、专职管理人员审核资料、评估资料并反馈意见、资料完善后验收四个主要环节。其中，资料评估需成立评估组，评估组成员由机构成员轮流担任，评估之后需要给出确切的质量与水平评估意见，并对资料修改提出具体的建议。

3. 上传内容 培训教师上传的资料应当包括项目介绍、教学设计材料（见本章第二节）、训练反思等。机构专职管理人员负责上传教师信息、培训图片、培训视频、考核评估资料等。

二、课程资料的利用

培训机构网络平台是培训机构最主要的档案库，其中的课程资料最为珍贵，必须加强维护并积极地加以利用。在课程资料利用方面，以下三个方面的工作属于最基本的要求。

（一）总结经验与持续改进

建设课程资源库，便于培训教师总结和反思个人培训业务的经验与不足，也便于培训教师之间相互借鉴、共同进步。因此，培训机构必须关注课程资源库的利用率，努力引导机构成员建设和利用好相关资源，促进成员个体和机构整体的水平提高。

（二）资源开放与对外宣传

课程资源库对机构成员、院内其他职工、院外人员的开放内容和开放程度有所区别。对机构成员全面开放资源，其目的是促进成员不断总结经验和持续改进；对院内其他职工开放大部分资源，其目的在于营造互看互学互比的氛围，促进医院的转型升级；对院外人员开放有限的资源，其目的主要是介绍培训机构的业务，展示培训机构的水平，扩大对外宣传的力度，增强培训机构的经营能力。

（三）深入研究与价值开发

本书所言技能培训机构建设，意在促进医院转型，而非简单业务扩增。欲由此径达到目标，必须正确树立“产学研一体化”的实践思维，不可为训而训、故步自封、浅尝辄止。而支撑“产学研一体化”实践的重要基础就是技能培训课程资源库，因为课程资源库既是激发微观创新活力之源，也是培养宏观引领能力之基。

微观上，培训机构全体成员要关注日常工作和工作细节。一方面，机构成员要运用批判性思维方式，审视实际工作中各项技术现行方法手段、操作流程、配套设备等缺陷，找准问题，敢于改革，勇于创新，努力推动医院临床、运营管理和保障技术的进步。另一方面，机构成员要立足于发展技能培训业务，分析培训所用训练方案、技术手段、辅助器材等不足，聚焦难点，依托企业，大胆实践，积极投身医学技能培训方法改革和产品研发业务。

宏观上，培训机构要经常性梳理和宏观分析机构自身的课程资源，积极学习国内外技能培训方面的新理念、新技术，并加以应用，由此大力开展相关培训业务的横向、纵向比较研究，力争在医院技能培训这一专门领域尽早获得经验总结推广、理论改革创新等方面的成果。

本章小结

“课程群-课程模块-课程-项目”可以作为医院技能培训机构的课程体系架构，其中的课程群可分为临床工作、运营管理、工勤保障三类。在设置训练课程模块，建设课程与项目时，需要树立正确的课程观，体现课程的全面性和现实性。

课程深化设计包括制订课程目标、内容结构和活动方式等，其中，课程内容取舍和编排是基础，训练方式和手段设计是关键。培训机构可以选择适量、具有代表性的课程，率先开展课程深化设计和组织实施工作，从而为后续的课程建设工作积累经验，提供指导。

先行课程试点探索工作结束后，机构的课程建设与课程运行管理工作需要转向常态化。此时，机构需要增强工作的预见性和计划性，从课程审核、评估，课程资料管理、利用等重点工作入手，不断完善制度建设，并严格执行制度，否则机构建设工作就难以引向深入和持续进步。

第八章　医院技能培训师资队伍建设

满足需求、结构合理的临床技能培训师资队伍是医院技能培训机构的首要资源；一定数量的技术精湛、擅长教学的高水平培训教师是其中的骨干。如果没有师资力量的支撑，再完美的机构课程体系设计也都无法实现，因此培训机构及其所在医院必须高度重视、持续关注其建设工作。

按照医院、培训机构两级管理模式，医院主要承担培训机构管理人员队伍岗位设置、机构负责人选拔等职责，同时对师资队伍建设相关制度是否合理、执行过程是否公正等负有监管责任和指导义务，而师资队伍遴选、培训、考核、评价等具体职责则均由培训机构独立承担，因此培训机构对于该项工作的落实承担着更大的责任。

机构主任（副主任）是培训机构执行师资队伍建设任务的具体责任人，更是培训师资队伍骨干中的核心。正如“机构主任（副主任）职责”明确要求的那样，其必须负责组建和管理与培训课程/项目需求一致的培训教师团队，且必须率先垂范，切实引领教师团体不断增强素质和技能，提高培训质量，使其成为医院建设发展的骨干。但是在医院现有的员工之中，即刻选拔出素质优、能力强、经验足的培训机构带头人并非易事，因此医院需要为其快速成长准备足够的时间与空间，这也是医院需要在培训机构规划建设之初就必须完成培训机构临时负责人的选拔，并由其担任建设规划方案编制专班组组长，以及建议其聘期为3～5年、设置业务主任岗位等措施的原因所在。

下面我们立足于我国医院的现实状况，着重讨论如何看待医院技能培训机构师资队伍建设的目标任务、如何完成该目标任务等两个方面的内容，以供机构管理者参考。

第一节　师资队伍建设目标任务分析

在本书医院篇第四章，我们以建设“市州领先，西部先进”的医院技能培训机构为例，从医院层面对其中的“师资队伍”建设工作进行了规划设计。该设计方案确定的建设目标是必须达到“市州领先，西部先进”的水平，建设原则的要求是“总量明确、类型明确、标准具体、建设途径清晰、符合实际状况”。设计方案同时给出了医院层面完成师资队伍建设任务的分解思路。

按照医院师资队伍建设规划设计的要求，培训机构需要制订系统、细致的师资队伍建设工作方案，确保各项工作任务的顺利执行。为此，培训机构必须深刻理解师资队伍建设目标任务的内涵，实事求是地研究相关具体目标的达成路径。

一、数 量 目 标

培训教师需求数量主要取决于医院的规模和业务范围。医院规模越大，开展的业务越多，需要的培训教师数量也就越大。培训教师占比与培训教师数量两者并不完全一致，在规模偏小的医院，培训教师数量较少，但培训教师占员工的比例较高。

（一）教师数量基本目标

前述医院指导性意见中，要求机构按照全院员工总数近 1/3 的比例遴选临床医技、医院管理、护理与服务三个类别的培训教师，其目的在于通过参训让尽可能多的员工得到锻炼，提升能力。

培训机构需按照医院要求完成其遴选和培训任务，遴选时，临床医技类教师的占比可略高。对于中等规模的医院来说，机构设定的培训合格教师数量要占全院员工总数的 10%以上，当然其数量越多越好。10%的基本数量目标，通常能够满足医院技能培训机构的运行需求，基本能够支撑医院后续的全面发展壮大。

（二）扩增教师数量注意事项

在全院编制内、合同制、临时（劳务派遣）等各类人员中初选 1/3、产出 1/10 培训教师的数量目标看似不难，实则不易。扩增教师数量时，机构必须做到以下两点。

1. 避免机械操作、简单化的做法　下发一纸遴选通知，坐等员工报名的想法过于简单，通常也难以收到成效。通过行政手段，给各科室、部门下达任务，强求各科室、部门上报遴选名单的做法，虽然易于获得一份符合数量要求的人员名单，但是该操作方法过于机械。由此获得一份名单，再将这些不同工种的人员大家集中起来进行培训，其结果必然收效甚微、弊大于利。

2. 要立足于课程，稳步扩增教师　培养占比 1/10 的教师，这是一个中长期目标，不可奢望短期内一蹴而就。循序渐进，积少成多，是实现培训师资队伍建设数量目标的必由之路，培训机构及其负责人对此必须始终保持清醒的认识。

扩增教师的现实原因是为了满足课程建设与运行的需求，因此，扩增教师数量和建设课程必须同步推进。在先行课程建设阶段，先培养出一小支业务精湛的核心教师；在后续课程建设阶段，再分批次扩增教师数量；当课程体系最终建成时，培训教师数量目标就能够同步实现。

二、素 质 目 标

关于医院技能培训教师的基本素质要求，目前国内外还缺乏专门的研究。与之相关的参考资料，可见于临床教师基本素质、企业内部培训师基本素质之类的文献，但参考价值有限，因为“技能”并不是这些研究重点关注的内容。

顾名思义，“医院技能培训教师”就是精通某一方面的医院工作技能，又乐于、善于培训他人者。虽然这两方面的要求缺一不可，但我们认为其“本质”是医院工作者，而育人者只是其“表象”，此两者之间的关系决定了机构在遴选和培养培训教师的过程中，需要坚持业务能力为先，培训能力居后的先后次序。

（一）素质目标基本要求

医院技能培训业务，总体上横跨卫生、教育两个行业，因此其培训教师需要兼具从事卫生、教育两个行业工作的基本素质，现分述如下。

1. 医务工作者基本素质要求 担任培训教师的医务工作者必须达到WHO五星级医生的标准要求，即医疗保健提供者、保健方案决策者、健康知识传播者、社区健康倡导者、健康资源管理者。

2. 医院其他岗位人员基本素质要求 身心健康；热爱工作岗位，胜任本职工作；熟悉与职责关联的其他部门或岗位的工作；有一定的文化素质、学习能力和沟通交流能力；掌握院感防控、急救等基本知识与技能；服务形象好，服务和安全意识强。

3. 教师基本素质要求 沿用徐特立先生的教师观，教师必须乐于从教，以教师岗位为荣；必须德才兼备，身教重于言教；必须热爱学员，有高度的责任感；同时要有健康的体魄。

上述三大类岗位人员基本素质要求中，有一些内容是共通的。将上述医务人员或医院其他岗位人员的基本素质要求和教师基本素质要求予以叠加、融合，可获得相关类型培训教师基本素质的大致标准。当然，由此获得的基本素质要求标准还很笼统，可操作性还欠缺，执行时还需要更加突出“技能”要素，具体化素质要求标准。

（二）素质目标具体化落实

具体化培训教师素质要求标准，主要目的：一是便于执行，二是进一步补充完善标准。参考如下。

1. 身心健康。
2. 有较好的交流沟通能力。
3. 安心工作，爱岗敬业，有较强的业务工作上进心。
4. 为人师表，形象气质较好。
5. 善于学习，有一定的文化素质和较强的管理能力。
6. 不断提升个人所承担培训项目/课程的实践水平。刻苦钻研，渴望融会贯通；敢于创新，追求技艺精湛。
7. 个人本职业务工作的实践水平已经达到一定高度，或能够较快达到所在医院对培训机构整体水平规划的标准，如同类单位先进、所属区域领先等。

8. 善于引导他人研习技能，能较好地适应模拟训练技能、情景教学等环境氛围。

三、结构目标

对于培训教师的组成结构，医院规划方案中提出的指导性意见包括：培训师资队伍需要包含临床医技、医院管理、护理与服务等类别；教师宜按照培训项目数量 1/3 的比例配备；要有高层次、具有专业教学水准的核心教师；可按需设置项目组、培训组等教学组织。

上述结构目标是对其专业分布、课程分布、职称或水平等方面的大致要求，并非对其年龄、学历、职称等一般性指标的具体限制，这种做法是务实的，更具有可操作性。培训机构在评价和优化师资队伍结构时，需要延续这个思路，并注意以下两点。

（一）用“务实态度”评估培训师资队伍结构

年龄、学历、学缘、职称等比例常常被列为师资队伍结构优劣评估的指标，这些指标对于医院技能培训机构师资队伍建设并非毫无意义，但绝非重点，因为建设该机构的目的并不是所谓的“申报”或“获批”，而是“建设”与“发展”。因此，培训机构看待其师资队伍结构的态度，必须以务实为先。

1. 胜任力是评估培训师资队伍结构优劣的核心指标　自身技艺娴熟、善于训练他人，是担任技能培训教师的两个最基本能力要件。在医院工作技能中，运营类、心智类技能培训的胜任者一般具有丰富的工作经验，而操作类技能培训则不然，只要给予足够的训练机会，年轻人往往更具优势。

在医院技能培训机构建设起步阶段，聘任培训教师需要考虑其依从性，这一点无疑也是青年人更加合适。因此，为了尽快推进工作，机构必须抛弃重学历、重职称的想法，以胜任力为导向、能者为师作为标准，务实地看待和评估机构培训师资队伍的结构状况。

2. 有无需求是培训师资队伍结构评估有无意义的前提　理论上，培训机构各个培训领域的师资队伍都要结构完整，但在机构建设起步阶段，这种求全求大、一哄而上的想法无疑不够现实。即使在其中某个学科领域或训练模块上，想做到培训师资队伍结构完整有时也并非易事。

由上述分析可见，要不要评估培训师资队伍的结构，应该评估哪些学科领域或训练模块的培训师资队伍结构，都是培训机构必须先行思考的问题。我们认为，有无内训或外培需求及其需求大小，是决定要不要评估、优先评估谁的前提条件。当某个学科领域或训练模块的培训业务需求量较大时，其培训师资队伍就需要优先得到扩增，结构就需要先行给予优化。

（二）用“发展眼光”完善培训师资队伍结构

医院技能培训机构建设是一项长期性的任务，其培训师资队伍结构完善与优化也是一项持续性的工作，只有优先满足业务开展需求的起点，并没有师资队伍结构达到完美的终点。运用这种发展的眼光看待其培训师资队伍的结构，能避免工作的急躁情绪，有利于实际工作的稳步推进。

首先，培训教师的个体成长需要一个过程。一名医院员工，从受聘为机构培训教师，到成长为技艺高超、培训有方的优秀专家，时间或短或长。将有潜质的员工纳入技能培训机构，让其在学习型组织中更快地成长起来，这是培训机构的长期性任务和医院未来发展的希望所在。

其次，师资队伍结构优化需要经历一个更长的过程。培训机构建设师资队伍，总是要先从局部做起，最终才能建成一个相对完整的师资队伍体系，才可对其做出整体性的结构评价。毕竟，医院技能涉及的学科领域很多，每个学科领域内的培训项目又具有模块化的特点，如果在构建师资队伍之初，就对师资队伍整体结构关注过多，甚至为此制订过于细致的规定，就可能出现师资队伍扩增工作受牵制过多的不利现象。

第二节 医院技能培训教师的遴选

从医院员工中，按照需要分批分次开展遴选，再逐批逐个地将其培养成为合格的培训教师，这是医院技能培训机构师资队伍建设的必由途径。但是，不同医院及其所建培训机构的状况各不相同，其培训教师的遴选标准也会有所区别。为此，我们以普通医院为标准，提出其技能培训教师遴选的基本条件，以供参考。

一、医院技能培训教师遴选基本条件

遴选不同于受聘，遴选的条件较宽，而受聘者仅为其中经过实践检验的合格者。普通医院遴选技能培训教师时可参考以下纳入和排除标准。

（一）纳入标准（需全部符合）

1. 与即将建设的课程/项目隶属的专业岗位一致或相近者。
2. 在工作部门内部比较，素质与技能的表现均较优秀者。
3. 自愿或经简单动员之后，愿意担任培训教师者。
4. 工作责任心较强。
5. 表达与交流沟通能力较好。
6. 身心健康。

（二）排除标准（一条不符合者，则排除）

1. 近一年内可能会因公或因私离岗 3 个月以上者。

2. 三年内退休或因其他原因离职概率较大者。

3. 虽然符合纳入标准，但超出了拟参与建设课程/项目的教师数量需求，综合评价排名靠后者。

4. 自身承担的业务、管理等工作任务特别繁忙，无法保证培训工作时间者。

5. 对医院大力发展技能培训业务持异议者。

上述标准将可操作性摆在重要位置，这是紧盯培训机构建设目标，加快实现规划愿景的必然之举，同时也暗含着“开展本职岗位的业务培训，不可能遴选不到或培养不出合格教师”的意识和决心。总之，培训机构负责人必须对师资队伍建设工作满怀信心，必须坚信办法总比困难多！

二、医院技能培训教师遴选工作安排

遴选是医院人才队伍建设工作中经常采用的一种方式，也是监视医院管理工作中形式主义、官僚主义问题的一个窗口。医院技能培训师资队伍建设是一项特殊工作，其中的教师遴选工作也不可能以一纸通知发完了事。其间的工作及注意事项主要如下。

（一）广泛宣传，为教师遴选工作做铺垫

培训机构成立伊始，就必须加强对内部员工的宣传引导工作。其中，要有意识地宣教兼任培训教师岗位的职责和权益，以此激发员工的奉献、上进精神，增强员工承担培训任务的荣誉感，从而为之后的教师遴选工作奠定更广泛的群众基础，培养更吸引人的团队形象。

（二）积极主动，将主观能动性贯穿始终

分批次遴选教师时，先下发通知的做法并非不可，但决不可只发通知，然后坐等员工报名。最好的办法是每次遴选前，先到一线广泛观察、了解，基本确定教师人员后再下发通知，以确保遴选目的不至于落空，同时保证遴选工作流程规范。其间，机构专职管理人员必须针对每一次遴选工作因地制宜地制订文件，积极主动联系一线员工，这样才能将兼职教师遴选工作做细做实。

（三）示范引领，切实提高遴选工作质量

示范引领，主要是指先行课程的组织观摩。这些课程必须由机构专职人员等各课程模块准备最充分的教师实施，实施时要分别组织相关专业科室/部门人员充当受训者或观摩员，让后者对相关培训工作有一个直观、感性的认识，在此基础上开展的后续教师遴选工作质量会更有保证。

（四）围绕课程，设计教师遴选目标进度

在医院技能培训机构建设起步阶段，教师和课程具有不可分割的关系，后期当自主训练条件设施完善之后，两者关系会有所变化。在建设起步阶段，培训教师遴选工作如何分批分次，具体何时组织，必须与课程体系建设的进度计划高度一致，即总体上分为先行实施课程、后续建设课程两个阶段，每个阶段再细分若干个批次；教师遴选工作要早于其所承担培训项目/课程的实施时间，一般每个项目要预留2～3周的时间。

（五）针对需求，按需设计教师遴选条件

临床诊疗、运营管理、工勤保障的工作性质不同，从业人员素质要求不一样，医院中每类工作不同亚专业/工种的发展水平也不一致，因此培训机构遴选兼职教师必须根据培训课程需求，针对性地制订每批次遴选教师的具体条件，优先保证拟建设培训项目/课程的教师配置需求。

（六）形式多样，灵活实施教师遴选工作

在保证遴选基本流程合规的前提下，培训机构应在“自愿报名”之外更灵活多样地运用各种遴选手段，如竞赛、推荐、指定等。一些培训项目/课程的兼职教师也可以来自院外，其授课方式需要更加灵活。总之，培训教师遴选工作的组织只是形式，遴选出适合的教师才是根本，不可以本末倒置。

第三节 医院技能培训教师的培养

培训教师是机构的核心资源、医院的骨干员工，是医院未来发展的希望所在。加大教师培养的力度，促进每位教师的成长进步，是培训机构建设的需要，也是建设培训机构的目的之一。

一、目 标 原 则

（一）目标

教师培养目标因教师个人、培训机构、医院的站位角度不同而有所差异，但其目标方向一致，只是目标高度不同。

1. 个人目标 员工兼职参与技能培训工作，需要承受压力，付出辛勤汗水，也会获得物质、精神等方面的回报。在众多的回报利益中，培训教师最应该看中的是个人业务技术上的进步，即尽快成长为“专家”。

2. 机构目标 开展培训业务是机构的核心工作。拓展培训业务范围，提升培训工作质量，是机构的主要任务。机构要想顺利完成其工作任务，就必须增加培

训教师数量，提高培训教师水平。为此，机构对于教师培养的目标就是让更多的教师成长为“名师”。

3. 医院目标 医院的发展壮大需要增强管理、运营、服务、技术等多方面的核心竞争力，其中，业务技术水平高低是最基本的体现。医院推动技能培训机构的建设工作，其重要目标之一就是培养一支掌握高超技能，具有广泛影响力的骨干人才队伍，并力求让其中尽可能多的人最终成长为“大家”。

（二）原则

培养兼职教师，首先是为了满足培训机构运行和医院发展的基本需要，其次是一步一个台阶地追求品质。在培养兼职教师的过程中，培训机构需要遵循以下原则。

1. 按需培养的原则 在培训机构建设阶段，满足基本需求是第一要务，而这个最基本的需求就是开课。因此，立足课程建设，满足开课需求是培养兼职教师的首要原则。之后，课程建设将成为教师培养的起点，在持续打造精品课程的进程中不断提升教师能力，实现教师培养的更高目标。

2. 因地制宜的原则 在培训机构建设起步阶段，遴选教师工作需要因地制宜，适当放宽标准，因此机构培养教师也要因地制宜、因材施教。机构要根据建设需求的大局，找准切入点，在基本保证公平、择优等要求的前提下，量力而行地制订教师阶段性培养目标和方案，并切实推进方案实施，保证目标的实现。

3. 充分信任的原则 教师成长是一个渐进性、阶梯式的漫长过程，在教师成长的不同阶段，其目标各不相同，不能脱离现实、远近不分。培养教师是一个循环往复、螺旋上升的过程，培训机构要尊重其规律，充分信任教师，少一些求全责备，多一些耐心鼓励，要摈弃固定思维，允许教师个性发展，坚信教师能够自我成长，并在教师成长爬梯登阶的时候及时扶持、助力。

4. 分类培养的原则 临床工作、运营管理、工勤保障三类技能培训教师承担训练课程的种类和性质差异极大，培训机构必须为其教师培养分类制订目标和培养方案，甚至同一类型培训教师也需区分亚专业/工种，制订更细致的目标和培养方案，这也是机构培养教师各个阶段都要遵循的普遍原则。

5. 学用结合的原则 自己技艺精湛，然后才可教人，这是担任医院技能培训教师的基本要求，也是教师兼职从事技能培训工作必须取得的收获。因此，培训机构要努力创造条件，力争让培训教师能获得更多、更好演练和实践的机会；而培训教师则要珍惜这些机遇，刻苦努力，勤奋学习，并将学习成果积极运用于本职工作和培训业务，让自己的成长进步更快、更好。

6. 科学分流的原则 医院骨干人才是一个群体，培训机构教师是一个团队，这个群体、团队总体上需要保持稳定，但不能固化。在发展过程中，难免会有一些骨干教师自愿退出，也会有一些骨干教师跟不上发展要求。为此，培训机构必须针对性地制订预案，一方面强化人才储备工作，查弱补强，好中选优；另一方面做好人员更迭事宜，有序分流，妥善安置。对于培训机构建设来说，培训教师科学分流的预案既是约束规范机制，也是动力供给和运行保障的机制。

二、培 养 内 容

机构兼职教师培养的内容必须与目标相匹配，总体上不外乎教学能力、业务能力、人文素养三个方面。这三个方面的培养缺一不可，只不过每一个方面的具体培养内容会因教师培养所处阶段的不同而有层次要求上的区别。

（一）教学能力培养

具备教学能力，胜任培训任务，是培训机构兼职教师培养的首要内容。具体来讲，就是要培养兼职教师钻研和研究项目教程的能力，了解和研究受训对象的能力，组织教育教学活动的能力，良好的交流沟通表达能力，以及研究教育教学（包括培训心理、训练方法、训练设备等）的能力。

（二）业务技术培养

业务能力是源泉，教学能力是手段。对于培训机构兼职教师来说，提升业务能力是其职责所在、发展之基。具体来讲，就是要培养兼职教师本职岗位技术应用的能力，包括所培训技术、本职岗位其他技术、其他关联岗位技术的应用能力，本职岗位新技术学习和应用的能力，以及研究和创新本职岗位技术的能力。

（三）人文素质培养

人文素质培养事关机构教师未来成长的高度，是教师能否从专家成为名师、大家的关键。与其他教师的要求一样，机构培训教师也需要培养以下素质：具有文化底蕴和美好情趣；具有正确的价值观和爱岗敬业、无私奉献的精神；谦虚谨慎，学习名师大家的人品和人生态度；具备及时反思，在反思中纠正错误的意识等。

三、培 养 途 径

就教师的成长而言，内因始终是根本，但时代和外部环境的影响同样不可小觑。对于医院技能培训机构兼职教师来说，其培养途径主要有下列三条。

（一）机构搭平台

培训教师在机构熏陶人文精神，钻研业务技能，学习教育教学理念和方法，能获得全面成长，也会不断提出新的培养诉求。为此培训机构要及时收集教师们的诉求，并调动机构内的一切力量去努力支撑教师们的成长，同时要协调机构外部的各种力量，为教师们的进一步成长创造更多的机遇和更好的条件。

（二）医院给机会

培训机构隶属于医院，服务于医院的发展，医院才是机构兼职教师管理的真正主体。因此，医院管理层必须重视和尊重培训机构为教师培养所制订的目标和培养方案，以骨干人才培养优先的原则给予教师们更多的学习机会、更大的发展空间。

（三）个人讲奋斗

作为一名职工，做好本职工作是第一要务，必须具备脚踏实地、集体为先的品质。教师们必须知道，成长主要靠个人，道路是走出来的。因此，在条件不足、面对困难时，教师们要敢于自力更生，勇于白手起家，以奋斗精神铺就个人成长之路，助力机构和医院的发展壮大。

四、培养举措和要点

医院在规划建设技能培训机构时，对培训师资队伍建设给出了一些指导性意见，如遴选方式可多样化；可将遴选出的教师分组，聘请院内、外专家给予基本素质、专项能力两个阶段的培训；通过培训获得认证的教师可以分类授予聘书等。按照这些指导性意见的规定，以及培训机构师资队伍建设的具体需求，医院及其培训机构还必须抓住要点，开动脑筋，及时推出规范、有力的举措。

（一）医院举措和要点

1. 始终狠抓专职管理团队的建设　机构主任是机构建设发展的领头羊、带头雁，医院必须始终将机构主任（副主任）、业务主任和专职管理人员列为师资培养的首位对象，严格规定他们必须担任第一批次或发展急需类培训课程/项目的培训教师，给他们压担子，促他们先成长。

2. 科学设计教师激励机制并落实　机构兼职教师可以参加医院各类相关奖励项目的评比活动，但不可享受优先获奖权。医院需要针对教师培养成长设计专门的奖励性项目，其中有些项目可以一年一评，有些项目应该数年一评，这些奖项总体上以能力认可、精神激励为导向，以助力成长类机会的给予为主要“奖品”，辅以适量的经济奖励。这些政策机制的执行务必要努力做到客观公正、公平公认。

3. 逐步打造品牌化交流活动项目　举办医院内部、省内外或国际性交流活动项目，有益于扩大培训机构和医院的知名度，有助于拓宽机构教师的视野，提高机构教师的人文素养。这些活动要突出“医院技能”主题，组织形式可以创新、多元，建设进程需要分步、递进，活动数量不必过多，但活动伊始就要立足久远，谋求“品质”。

4. 正面宣传教师，塑造团队好形象 医院、培训机构都要做好培训教师的正面宣传工作，但是，医院和培训机构的宣传维度要有区别。医院的宣传对象主要是培训教师团队及其核心教师，宣传主要面向的是卫生、医学教育行业及其政府管理部门，而不是同类型培训机构或拟培训对象个体。

（二）机构举措和要点

1. 从基础做起扎扎实实培养教师

（1）建立平台内部学习交流机制，营造学习型团队氛围。学习交流的组织形式，既要有团队全员式，也要有分类分组式；学习交流的方式，既可以是现场面对面，也可以是网络信息交流；学习交流的内容，要以训练技术方法、学科前沿资讯为主。总体上，平台内部交流学习要在一个自由开放、积极生动的氛围中，立足医院技能，突出经验与资讯共享，广泛交流意见建议，切忌流于形式，甚至成为负担。

（2）从先行课程建设入手，在课程建设的实践过程中逐步培养教师。先行课程的建设，给培训机构带来的绝不仅仅是开出了一些培训课程/项目，而是机构建设发展各项要素的全面起步和检验校正，因此，这一阶段的工作必须精耕细作、渴求完美，否则不宜扩张，也难以延伸。在先行课程建设之后所获得的首批核心师资及所建立的培养机制支撑下，努力在后续课程建设进程中持续培养新教师，不断扩充培训教师数量，就可能由点成片，由片成面，最后面面融合，为机构培养出一支整体水平优秀的教师团队。

（3）高度重视教学基本功培养，积极学习和应用先进的教育教学方法和手段。面向院校在读各类学生开设的培训课程，其教师必须接受规范的高校教师岗前培训，其中的核心教师应该设法取得高校教师资格证。当然，机构全体成员都必须加强对我国高校教师工作守则、教师九不准等要求的学习，并全面掌握 OSCE、PBL、标准化病人（SP）、计算机模拟病例（CCS）、超级综合模拟人（HPS）等临床技能教学方法的知识与应用。

（4）重视单个教师的培养，要允许各类资源向潜在骨干教师的倾斜。机构遴选培训教师时，要求遴选数量达到相应训练课程/项目数量的 3 倍，以便于排课，利于相互学习和竞争氛围的构建。但是，在具体安排培训任务计划时，能由一个教师完成的任务，尽量不要安排两个教师去执行，因为实践是对教师基础能力最好的培养和历练。这种实践锻炼的资源，以及其他各种能力提升的机会都不能简单强调“均等”，其分配不能“撒胡椒面”。

2. 利用好平台尽心竭力培养教师

（1）清晰梳理医院、机构乃至政府关于教师培养的各类政策规定，将其有机融入机构平台管理体系，更好地发挥其教师培养效能。这些关乎师资队伍建设的文件制度必须清晰分类并编码，行文必须规范严谨，不同时期的各类文件要归类并保证连续性，执行各类文件制度的具体案例原始资料要妥善保管，以利分析。总之，制度管理下的教师培养工作更具规范性、延续性，学懂悟通并善用相关制度才能保证该基础性、长期性工作的效率与质量。

（2）有计划地加强与医院各科室/部门的沟通交流，为遴选教师、培养教师创造条件，提供帮助。培训机构在认定、用好培训教师任职标准的基础上，要借助于开展各种业务活动的机会（图 8-1），有意识地实地了解各科室/部门对待培训业务的态度，及其员工状况、员工诉求，为吸纳人才、定向选才和后续培养等工作的开展奠定基础，以有效避免仅仅依靠下发通知遴选教师或仅仅依靠片面印象确定重点培养对象等简单做法可能导致的无人应聘、报名过多过滥或选人不当等现象。

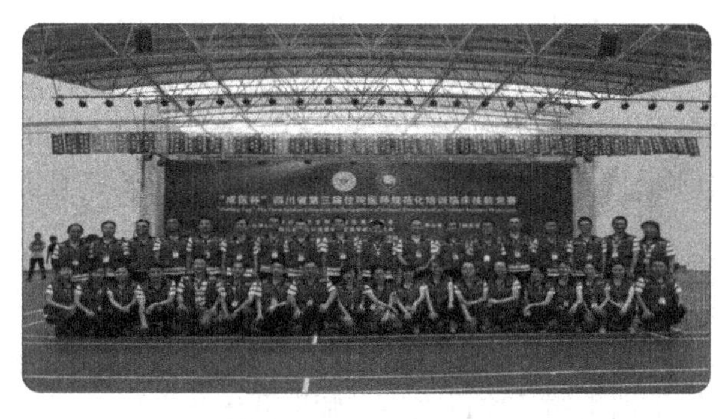

图 8-1　某医院临床操作技能培训部分师资

（3）宽严并济，完善并执行科学分流机制，努力营造竞争向上、健康和谐的培训师资团队文化氛围。培训师资队伍建设是一项长期性工作，对于新建的医院技能培训机构来说，其对待师资培养工作的基本认识和行动准则应该是“胜任为前提，稳定为基础，调整是必然，受益是关键”。由此，开展以兼职为主的培训机构师资队伍的建设工作既要有章可循，也不能附带格式化、规模化等较浓厚的行政色彩。各项相关举措要始终紧扣课程建设目标，增强针对性，才能保障培训师资队伍的科学发展。

（4）兼职培训教师“选”与“聘”的标准和流程要有所区别，担任兼职教师既是荣誉，也是鞭策。在培训机构建设起步阶段，不能急于给参训教师贴标签，只有那些在课程/项目建设过程中经过一段时间的实践检验并达到标准的参训教师才能正式获聘。

（5）认真建设多途径多元化的机构宣传平台，充分发挥机构宣传平台在教师培养工作中的作用。机构要建立内、外宣传媒介，同时鼓励培训教师建立自媒体，但要对教师自媒体适当地予以规范，同时要将各类宣传渠道媒体进行整合，最终形成着重面向其他培训机构、拟培训对象的宣传平台，以此扩大培训教师影响力，为培训教师成长发展增添动力，让培训教师获得更多精神层面的职业满足感。

（6）利用医院大力发展培训业务的契机，为教师的进步争取更多更有针对性的学习成长机会。开展师资队伍建设工作，必须强调“以人为本”，要努力让“教学相长”的成效体现在培训教师能力提升、业绩展现、利益获得等多个方面。具体而言，就是要针对资深教师、骨干教师、新教师等不同群体的现实需求，及时提供外出研修、横向交流、内部学习等不同层面的学习机会，积极提供获批成果、争取项目、晋职晋级等多个方面的帮助扶持。在培训机构建设初期，由于条件尚不成熟，上述的机会、资源需要向专职管理人员、大专业培训业务带头人、具体培训课程/项目组组长及培训兼职班主任等四类成员有所倾斜。

（7）加强对外交流合作，丰富机构外部资源，主办/承办高水平交流活动项目，开阔培训教师视野，提升培训教师境界。视野决定境界，境界不易提升。培训机构必须重视建设固定的对外交流渠道，不断拓宽交流合作领域，努力深化交流合作内容。例如，一些本院紧缺、必须开设培训课程/项目的教师，如社区卫生服务培训师资、医政医管医保业务培训师资等，要积极主动地从院外聘请，并有效管理；师资队伍中的骨干要积极参加本领域国内外高水平的学术交流活动；培训机构要力争定期主办/举办高水平交流活动项目。

本章小结

对于医院技能培训机构的建设来说，师资队伍建设似乎是个难点，但事实上大部分医院缺乏的并不是教师资源，而是信心和办法。培训机构要坚信，只要在教育、教学方法训练上肯下力气、会下功夫，医院大部分员工就能够胜任其所从事专业相关课程/项目的培训任务。

当然，建设医院技能培训师资队伍的目标绝不仅仅是为了完成一次或几次训练课，而是为了构建学习型医院骨干团队，提升医院核心竞争力。因此，培训机构必须盯紧发展目标愿景，树立与医院现实状况和岗位基本标准相符的教师观，吃透师资队伍建设数量目标、结构目标和素质目标，找准培训课程/项目建设切入点，带领专职管理团队成员先行先试，由点及面，由面及片，逐步拓宽思路，从细从实，及时精准地出台相关举措，扎扎实实做好培训教师遴选与培养工作，最终必能建起一支属于本院的培训教师队伍，实现师资培养的个人目标、机构目标和医院目标。

第九章　医院技能培训机构基础条件与设施设备建设

基础条件与设施设备是医院技能培训机构的有形资产，是开展培训活动的场所与工具。基础条件建设与设施设备建设两项工作必须相向而行，即基础条件建设要强调包容性，设施设备建设要增强适应性，目的是获得有限，但较易于调整的基础条件，尽可能满足不断增多的培训设施设备安置要求，以及多类型、多模式的培训需求。

本书医院篇第五章“基础建设”部分从医院角度阐述了培训机构规划建设需遵循的基本原则、设计要点和任务进度。医院篇其他部分也分散表述了基础条件与设施设备建设方面的一些原则性规定，概括起来主要包括以下三个方面。

第一，基础设施设备条件保障的基本要求。如设置办公、训练、考核三个区域的场地；模拟训练区不少于 $600m^2$，训练、考核区域安装录播系统；模拟教学基本仪器设备总价值接近 500 万元；独立建设符合功能要求的 OSCE 考试场所；网络、电子信息、临床资源利用、多媒体教室、小组学习讨论室的配套建设等。

第二，基础设施设备条件建设的权责要求。如通过岗位设置与职责制订，将该权利与责任下放给机构负责人与专职管理员。前者负责提交基础条件、仪器设备等建设方案，后者协助制订后续的仪器设备购置计划、维护培训场所室内环境卫生，以及仪器设备使用、借用、损坏报赔、送外检修、报废注销、出入库（账）管理登记和审批手续存档等工作。

第三，设施设备建设方向和标准的规划要求。如临床操作技能训练方面须满足内外妇儿等专业临床与护理基本操作技能、专科技能和综合技能的培训与考核需求；拥有临床思维训练、影像诊断学、电生理学、病理诊断学、康复治疗技术、五官科、中医科等专业技能培训的基本仪器设备；要开展医学人文素养、沟通与管理服务能力培训业务；培训业务收入要与基础设施、设备年折旧费实现平衡等。

上述基础条件与设施设备建设的原则规定或具体要求，是医院依据其目标定位和有关政策而制订，其中的基础条件建设工作可以以概念性设计方案为基础，先期执行过渡性设计方案，目的在于确保其进度计划的如期完成。在必须相向而行的基础条件建设与设施设备建设两项工作中，“机构建设与质量管理委员会”均是任务落实的责任部门，培训机构则是具体任务的承担者。

作为基础条件与设施设备建设的具体责任者，培训机构必须加强专业学习，努力拓宽视野，吃透医院规划建设目标定位和进度安排的精神，同时还必须大力开展培训活动，通过实践尽快熟悉相关设施设备性能，不断完善相关产品购置计划，确保设施设备建设工作过程规范、顺畅，使投入物有所值。

然而，医院技能培训机构的建设毕竟仍是一个新鲜事物，因此不管是新建、改建或改扩建，培训机构基础条件在机构业务运行之后不够完善，再做调整的现象终究很难避免，而培训机构仪器设备的合理、科学配置则更是一项基本的长期性工作，面对种类繁多、更新快速的各种仪器设备，如何才能做到选择准确，申购规范，安置科学，则是机构负责人必须快速熟知并持续思考的问题。为此，本书立足于培训机构负责人的职责需求，对于机构基础条件和设施设备建设和使用过程中可能遇到的一些问题予以讨论。

第一节　场所功能设计的充分实现

遵循一致性、统一性、超前性和可操作性的原则，按照概念性设计方案或过渡性设计方案建成的医院技能培训机构能否充分实现其设计功能，必须在思想认识、制度规定、过程监管等各个方面全面加强学习，持续加强管理，这是保证培训质量的基本体现，也是机构水平提高的基本要求。

一、思想认识

临床知识与技能的传授和交流需要有合适的场所，该场所是临床技能培训保障体系的一个组成部分，也是影响培训质量的因素之一。与院校的教室、实验（训）室不同，医院技能培训场所具有其自身特点：①缺乏较为统一的设计标准，不同医院建设培训机构的个性化目标与运行模式在基础条件和配套设施建设方面的体现更加突出。②场所的建设水平和功能状况能折射出医疗机构的技术水平和管理服务能力，对医疗机构的形象和业务发展具有直接的影响力。③与院校教学保障部门的统一管理模式不同，医院技能培训机构的基础条件与配套设施保障只能采用培训机构人员“一岗多责”去牵头、其他部门去协作的方式去实现。④与院校相比，医院技能培训场所往往较为分散、类型多样，与医疗共用场所或设施设备的情况较为普遍，其建设、使用与管理的难度较大。⑤受训对象来源多，不仅要关注院内职工、外院送训学员现场培训的基础条件和配套设施的建设情况，还必须重视远程线上培训相关条件的建设工作。

清晰、客观地认识上述医院技能培训机构基础条件和配套设施建设与管理的重要性和艰巨性，有利于培训机构管理者理清思路、端正心态，更好地发挥主观能动性，从而创造性地挖掘和发挥好培训机构基础条件与配套设施的功能。这样的思想态度和主动性在日常工作的体现主要包括以下几个方面。

1. 自信　基础条件与配套设施固然重要，但毕竟不是决定性因素，只要机构成员能够充分调动积极性、激发创造性，有限的空间就能够得到更充分、合理的利用，有限的设施设备就能够发挥更大的使用价值。紧盯目标，一往无前，无畏艰辛，主动创业，这样的自信对于全新的医院技能培训机构建设极其重要、格外宝贵。

2. 自重　树立环境育人意识，认识到培训机构基础条件与配套设施水平对医院形象和业务发展的影响力，才可能高度重视培训环境条件建设工作，尽心竭力地分析研究医院现有的环境条件资源，更全面细致地自我评价培训业务质量，以自重驱动自身发展，赢得他人尊重。

3. 自觉　在机构建设、运行过程中，面对经常出现的基建、总务、装备方面的问题，机构成员不会认为与自己无关，不会只动嘴不动手，不会出于畏难而消极推诿、一味抱怨。这种自觉性是多部门协同性工作得以顺利推进的重要保证，也是机构成员得以在繁杂的工作中获得成就感的重要前提。

4. 自尊　在医院技能培训业务规划中，该业务被视作医院发展的核心竞争力，要求在相同类型和级别的医疗机构中占据引领地位，从而占据医学人才培养与优秀人才选拔的制高点，这是机构成员投身这项事业的价值与尊严所在，但是，鉴于培训业务与医疗业务共用场所或设施设备的情况较为普遍，产生工学矛盾的问题也就在所难免，唯有充分认识这个问题的存在，机构才能够提前谋划设计，以有效化解矛盾或避免矛盾激化，从而更好地体现培训工作价值，维护培训师资队伍尊严，确保机构的健康发展与壮大。

5. 自制　认识到受训学员类型多样、线上线下培训需求并存等问题，才能真正树立现有基础条件与配套设施设备还很不足、培训课程体系与培训手段急需改进等紧迫意识，才能真正理解系统工程离不开众多部门协同共进的含义，才能避免稍有成绩就沾沾自喜，甚至盲目自大的情绪，从而保证机构成员始终以积极而又自制、乐观而又谦虚的精神状态推动机构的稳步发展。

二、制度规定

鉴于培训机构基础条件与配套设施建设的周期较长，经费投入较大，影响较为持久，培训机构有必要针对其建设和改进的主要环节制订相关的制度规定，其主要目的和基本内容如下。

（一）保证基础条件和配套设施建设改进工作始终受到重视，且工作成效有保障

这方面的制度规定首先要认可培训双方对于基础条件和配套设施品质的期望

值总是越来越高的事实；其次要明确医院对培训机构基础条件和配套设施建设的投入终究受限，成本效益必须分析的基本要求；再次要明确规定相关工作的责任人及其任务、工作开展的方式与途径，以及最终意见建议的审办要求。

通常，培训机构基础条件与配套设施建设与改进工作的负责人是机构主任。机构主任在日常工作思考的基础上，每年至少应该召开 2 次内部成员参与、1 次院外专家参与的机构基础条件与配套设施现状评价和问题改进的研讨会。在充分研究论证基础上审慎做出的意见建议方案必须得到“机构建设和质量管理委员会”和医院领导的高度重视，最终给出清晰的审办决议及其依据。

该工作实施过程中，要坚守“成效保障”的立场，切实避免目的不明确或时机不成熟的改造，跟风或随意化的装饰装修，以及基础条件与设施不配套等现象的发生。

（二）细化基础条件和配套设施建设工作内部机制，明确流程，调动成员积极性

尽管培训机构基础条件和配套设施的改进工作应该从大处着手，但是，其着眼点始终是如何更好地服务于一线工作。此外，机构其他成员及培训教师，乃至受训学员可以借助多种途径了解更多其他医院培训机构基础条件和配套设施建设方面的最新信息。因此，机构必须要建立基础条件和配套设施建设工作的内部机制。

该内部机制旨在充分调动机构成员参与基础条件和配套设施建设和改进工作的积极性，应当包括建立面向机构成员、培训教师与学员，以及外部人员的简便易行的意见建议采集方案，建立对相关意见建议进行仔细研究与回复的工作机制和奖励措施，同时，要重视相关资料的存档工作，不断提高意见建议征集和处理工作的规范化、科学化水平。

（三）最大限度发挥现有基础条件和配套设施的功能，不断提高成本效益比

实现基础条件和配套设施功能最大化，提高成本效益比的要点不外乎两个方面，一是降低维护成本，二是提高使用频率。在现实工作中，两个方面的工作都需要通过加强过程监管来实现，但是，加强过程监管的一些做法有必要以内部工作制度规定的方式予以固化。例如，制订培训机构成员管理和维护基础条件与配套设施的相关规定，制订不同类型、方式培训课程使用基础条件和配套设施的基本要求，以引导大家不等不靠，积极主动地维护好培训环境设施；不图省事，充分应用基础条件和配套设施资源以提高培训质量。

上述三类制度规定中，第一类可以单独形成文件，经“机构建设和质量管理委员会”和院长办公会审议同意后执行。其他两类制度规定的对象以培训机构成

员为主体，可以用内部工作要求的方式体现，部分要求也可以以单列条款的方式列在有关的制度文件之中。

三、过 程 监 管

培训机构成员参与基础条件和配套设施的建设、改进、使用及维护的全部环节，并对这些环节的工作质量负有监管责任。为了避免监管工作流于形式，培训机构需要因地制宜地设计一些工作记录本、登记簿或报表，如《基础条件和配套设施检查与维护情况记录本》《培训场地使用情况登记簿》《培训设施使用情况登记簿》《培训场所、设施使用情况统计表》等。这些监管举措也是充分发挥培训场所设计功能以及相关制度规定得以执行和后续完善的具体体现。也利于改进培训教师在实际工作中产生的避难趋易情绪；解决培训教师较多使用讲授式培训手段；而较少使用现场式培训手段；较多应用线下培训资源，而较少应用线上培训资源等现实问题。

第二节　设备的购置与合理使用

设备购置是临床技能培训机构的一项长期性工作，已有设备是否得到合理使用则是评估培训机构业务开展数量与质量的重要指标。作为培训机构的负责人，需要具备立足医院规划，牢牢把握设备购置方向和进度计划的能力，同时必须充分了解相关产品的性能、技术应用和申购流程，这样才能保证有限资金的投入逐步趋于合理，使取得的经济和社会效益不断提高。

一、前 期 计 划

前期计划充分与否直接影响培训机构设备购置与使用工作的效率与质量。其中的常见问题是基础工作薄弱，未建立经费预算、产品数据、评估专家等基本信息库。了解经费预算概况，对标机构建设目标，着重开展必要性和可行性分析，是做好培训机构设备购置工作的基本要求。

（一）经费预算

没有预算经费，就谈不上设备的选择与申购。作为医院内设的临床技能培训机构，其设备购置资金来源主要包括自筹资金、财政专项资金、获批项目资金、社会捐赠及其他来源资金。其中，自筹资金属于医院科教经费预算的一个部分，按照等级医院评审标准，后者预算支出应占医院总收入 1.5%～2.0%及以上；近年的财政专项资金主要是国家全科医生培养基地建设项目资金；获批项目、社会捐赠类资金受益者主要是高校附属医院，但尚不普遍；而其他来源资金主要是共建单位投入、对外服务收益等。对于医院来说，各类经费支出预算总是遵循统筹安排、合理使用的原则，财务预算的执行率也难以达到100%，因此培训机构负责人必须要向医院管理层、决策层相关领导多汇报、沟通，以保证设备购置预算经费较为充足，预算执行率较高。同时，培训机构必须重视获批项目、社会捐赠及其他来源资金的使用，力求其用的其所，用其所长。

（二）购置方向

临床技能培训机构的设备并不一定多多益善，购置时不可能来者不拒，总有轻重缓急之分。理清孰轻孰重，谁缓谁急，也就明确了设备的购置方向，具体来说，就是以医院规划的临床技能培训机构建设目标为依据，以临床技能培训机构建设规划方案为蓝本，逐步勾画出拟购置设备种类、类型和数量等意向性方案。这种培训机构主导，以需求为导向，明确需求之后再到市场询购的思路，与现实工作中遇到中意设备时临时起意的做法相比，采购方向更明确，添置设备适合度更有保证。“先提需求”与“再找产品”两者之间不可以本末倒置，否则容易导致设备建设工作的被动、混乱。当然，一些财政专项资金的使用，可能会像《全科医生培养基地临床技能模拟训练教学器材及设备配置标准》那样给出产品目录、技术参数，这些指令性配置标准已经经过政府部门组织的专家论证，无须培训机构再多考虑。

（三）必要性与可行性分析

按照设备购置意向性方案，开展市场询购，广泛收集“供给方”（厂商）及其产品的信息之后，培训机构要对拟申购具体设备的必要性和可行性进行论证。

1. 必要性分析主要内容包括：

（1）与建设目标、规划方案及设备购置意向性方案的一致性。

（2）适用的培训对象及其对该设备的需求情况。

（3）培训时使用该设备的“人学时数”预估情况。

（4）已有设备中有无同类型设备及其使用情况。

2. 可行性分析的首要内容是有无资金保障，此外还包括：

（1）耗材及其他辅助材料的配套情况。

（2）由此开设的训练科目设计与建设计划是否完善。

（3）相对应的师资配置情况。

（4）计划放置的具体位置及后续管理安排情况。

这些可行性影响因素的分析，有助于预知并针对性地解决该设备未来使用过程中可能出现的一些问题。

二、设 备 分 类

临床技能培训离不开仪器设备、辅助材料或耗材，其性质不一，种类繁多，对这些仪器设备进行大致的分类，既是理清申购工作思路的前提，也是强化后续科学管理的基本要求。培训仪器设备的分类方法多种多样，以下的分类方法对于建设起步阶段的培训机构可能具有一定的启发性和宏观指导价值。

（一）按照目的需求分类

1. 弥补临床教学资源不足类　主要是各种仿真患者、疾病模型、典型病例库、疾病图像/图形/切片资料等，广义上还包括标准化患者。

2. 满足医疗服务技能训练类　主要是辅助临床操作技能训练、辅助检查技术训练、管理与工勤保障服务技能训练等所使用的各种仪器、设备及辅料等。

3. 提高技能培训教学效果类　主要包括录播系统、各种信息传输与接受系统、各类教学场地基础配套设施，以及培训教学与管理所需其他资料等。

（二）按照培训对象分类

1. 院校医学教育对象训练需求类　主要满足诊断学、外科手术学、护理学、急救医学等与医学生临床课程相关的基本技能培训需求，也适用于实习生、低年资住院医师规范化培训学员的培训和技能考核。这些设备单价不贵，但需求量较大，属于医院技能培训机构的基本配置，主要供单项医疗技术培训使用，以弥补医学院校临床技能培训不足的问题。

2. 毕业后医学教育对象训练需求类　主要满足住院医师规范化培训学员技能训练和低年资医师“三基三严”培训与考核的需求。这些设备包括高仿真模拟人、医学仪器设备训练机、临床思维训练模型等，其价格不菲，但能实现模拟真实场景下临床技能的反复训练与考核，主要供综合临床医疗技术培训使用，占据医院技能培训机构实有资产中的主体地位。

3. 继续医学教育对象训练需求类　涵盖临床、医技、管理、工勤保障等各个领域，主要满足各个领域工作人员日常工作技能的规范化、专业化训练需求，多为各岗位日常工作中经常使用的仪器设备。这些仪器设备分散于各部门、岗位，能满足日常工作、教育培训双重需求，不属于培训机构实有资产，但却是培训机构开展训练所需仪器设备之中种类与数量最大的部分。发挥这些仪器设备的教学价值，开发实用、高效的技能训练课程/项目，既能体现培训机构的综合实力，也能直观体现其以教促医，提升培训机构自身建设水平的价值。

4. 医院高层次员工特殊训练需求类　不论是临床、医技，还是管理、工勤保障，医院各专业、领域工作的理论与技能都处在不断地发展与革新之中。作为医院的临床技能培训机构，及时引进和推广这些新的理论与技能无疑是其职责所在。

当然，开展这些特殊性、先进性技能训练所需的仪器设备，要么比较稀缺，要么价格昂贵，培训机构不可能全部拥有，因此，培训机构还必须高度重视对外协作和共建共享工作，努力将本机构的培训业务优势和外单位的仪器设备及专家资源进行整合，快速构建相应的培训课程/项目，由此充分发挥其内训的价值，持续维护机构的影响力。

5. 临床技能培训师资训练需求类　主要指目的需求分类中的第三类设备，即教学手段类仪器设备。鉴于目前国内医院对于开展临床技能培训业务的关注程度日益提高，重视此类仪器设备的配置，以师资培训能力为内容构建专门的训练课程/项目，也是培训机构能力和水平建设不可忽视的一项内容。

上述根据培训对象类别划分训练仪器设备类型的分类方式，具备了分专业、有层次、从基础到先进、既纵向又融合的分类优点。按照该分类思路，有计划、分步骤地扩增仪器设备，可保持培训机构规模扩大与内涵发展的同步，有利于培训机构的宏观建设和整体发展。

（三）按照主要用途分类

1. 临床诊疗操作技能训练类　含急诊急救、内科、外科、妇产科、儿科、传染科，以及临床护理学、中医中药学等学科、专业各种诊疗操作技能训练所需的仪器设备。

2. 医学技术操作技能训练类　含医学影像技术、康复治疗技术、口腔技术、临床病理技术、医学检验技术、视光学技术、卫生检验与检疫技术、临床营养等医学技术专业操作技能训练所需的仪器设备。

3. 医院管理与保障技能训练类　含医院党务、行政、医务、护理、质控、院感、病案、信息、总务、财务、保卫等部门职业技能训练所需的仪器设备。

4. 医院发展与运营技能训练类　含医院发展规划、医保、市场、基建、运管、人力资源、临床科研、装备、招标、宣传等部门职业技能训练所需的仪器设备。

5. 医学教育教学技能训练类　含教学基本功、医患沟通、医学人文素养、医学思维等课程/项目训练所需的仪器设备。

目前，我国多数医院技能培训业务建设还处于初级阶段，申购仪器设备的思维往往还局限于临床诊疗、医学技术方面，主要以临床、护理、康复类仪器设备为主，这种配置方案基本上就是医学院校临床技能训练室的重复，而不是医学院校临床技能训练的衔接和延续，不能体现医院建设临床技能培训机构“全面服务医院，强调先进实用”的属性。因此，医院技能培训机构的设备购置必须在临床诊疗和医学技术训练等方面考虑得更深更远，必须在医院管理保障、运营发展和医学教育等方面考虑得更多更全。

（四）按照仪器设备形式分类

1. 计算机与软件类 这是医院技能培训机构的基础性核心仪器设备，具备管理、宣传、储存、应用等多种重要功能，由服务器（网页）、录播系统和众多不同的终端构成。

2. 示教类模型模具 主要指解剖类的模型模具，可广泛用于临床诊断、治疗、护理、急救等技能的训练，通常用作模拟实验对象的展示与解析。

3. 训练类模型模具 以满足临床操作训练为主要目的，包括局部模型、整身模型，可以是较为简单的仿真模型，也可以是结构复杂的计算机交互式模拟系统，常被称为“万死不辞”的人体替身。

4. 仪器设备与耗材类 可以是专门为教学所生产的，也可以是实际工作中所使用的，广义上包含了医疗机构开展各项日常工作所需的全部器械和耗材。

5. 非典型类仪器设备 泛指上述仪器设备之外的其他设施设备，如办公家具、通信设施、安防器材等，也包括相关书籍、挂图等教学资料。

（五）按照价格分类

1. 贵重设备 各单位的区分标准不一，通常以20万元/台（件）为区分标准，也有以10万元/台（件）或30万元/台（件）为区分标准。

2. 一般设备 指低于贵重设备价格标准的仪器设备。一般设备同样属于固定资产，在管理上不能因为其价格较低而疏于管理。

（六）按照产地分类

可分为国产、进口、自制三类。其中，自制类仪器设备通常为培训教师针对特殊培训需求，因地制宜而制作，有的可能具有很高的实用价值，培训机构应重视此类仪器设备的研究和开发。

（七）按照归属分类

可分为非固定资产、固定资产两类。前者是培训活动中借用或租用的其他医疗机构或厂家的仪器设备，当某些仪器使用频率较高时，机构应将其记录入册。后者是本医院的固定资产，按照使用和管理权限的部门归属情况，可分为培训机构所属和非培训机构所属两大类。

三、设 备 申 购

培训机构使用和管理的仪器设备由机构负责申购，机构也可参与使用频率较高但无管理权限类仪器设备的申购。仪器设备申购是否规范、高效，取决于机构对于申购流程的熟悉程度及其计划安排的严谨程度。仪器设备申购是否及时、适用，则取决于机构对于其规划方案的理解程度及其对医院运营发展状况的知晓程度。上述因素的影响关系如图 9-1 所示。

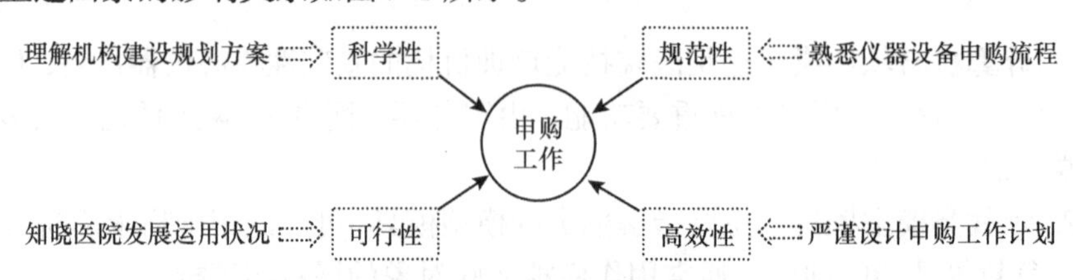

图 9-1　临床技能培训机构申购仪器设备影响因素示意

（一）关于科学性

尽管临床技能培训机构建设的目标业已明确，规范的建设方案也应已成型，但机构仪器设备的配置终究需要历经一个循序渐进、累积沉淀的过程。因此，紧盯目标，保持发展的紧迫感，分析供需，明辨建设的关键点，是保证培训机构仪器设备申购科学性的根本所在，必须始终贯穿和充分体现在周而复始的仪器设备购置进程中。

仪器设备申购计划科学性的根本要求：一是在于始终牢记培训机构全面建设的规划方案，不忘各类别培训业务的共同进步，保证各类别培训业务的整体性发展；二是要求真务实，坚持短期内部分类别培训业务优先发展的方针，狠抓部分类别培训业务纵向体系化建设工作，力争部分类别培训业务工作的质量率先达到规划方案中的最高水准，进而不断地增强信心，并更好地发挥示范带动效应，而不是漫无目的，盲目求全求大。在选择优先建设培训业务的类别时，首要的衡量指标无疑是该类别培训业务能否建成优质、先进的课程，而该首要衡量指标的主要内涵则是师资队伍的现况和学科/专业已有的影响力。

仪器设备申购计划不仅要符合科学性的要求，还要重视对该计划科学性的充分展示。在申购过程中，无论是口头汇报，还是书面材料，前述科学性论证的主要内容（与规划方案的一致性，与进度需求的吻合度）都必须给予清晰、准确的阐述。

（二）关于可行性

与规划方案一致、与进度需求吻合的仪器设备申购计划是科学的，但不一定是可行的。是否可行主要取决于两个方面的因素：一是有无执行该申购计划的预算经费；二是安置该仪器设备的场地条件是否成熟。在申购过程中，无论是口头汇报，还是书面材料，这两个可行性影响因素同样必须给予清晰、准确的阐述。

与科学性论证的两个主要内容相比，可行性论证的两个影响因素具有更大的柔性，也就是说，经过培训机构的努力，不利的影响因素（如预算经费不足、场地条件受限）有可能在较短的时间里获得翻转。在某种意义上，培训机构加强仪器设备申购计划可行性论证的目标就是为了破除这些障碍，而非被动等待。事实上，筹资方式、融资渠道、资金安排，以及业务用房功能调整、整合、改扩建等方面都有不小的改善余地，的确值得培训机构负责人去深入探索和主动作为。当然，这些努力并不仅仅是为了申购计划的顺利获批，其更大的意义还在于避免仪器设备申购的盲目化，确保硬件资金投入的严谨性。

（三）关于规范性

申购仪器设备是医疗机构的常规性工作，该工作的相关规定与程序在不同性质、不同规模的医院其实大同小异。医院内设临床技能培训机构申购仪器设备总体上也需要按照该规定与程序执行，但是，和医疗业务或行政后勤等部门相比，该机构的目标宗旨和服务面向毕竟具有显著的区别。因此，对其申购仪器设备工作做出一些特殊的规定（如充分发挥“机构建设与质量管理委员会”作用的相关规定），可能更加有利于培训机构的长远建设和发展。当然，不管其规定和程序存在何种差异，规范性始终是一个基本要求。

保证培训机构仪器设备申购工作规范性的关键所在，一是申购流程的规范；二是各环节履职的规范。在申购流程方面，通常的设计是由培训机构提出申请，主管部门及分管领导审核同意，领导小组和院办公会审议通过，财经领导小组批准经费预算，装备部门制订产品技术指标与参数，最后由招标部门执行采购计划。民营与公立医院在流程上的区别主要在于前者的机构设置可能更加精简。公立医院中的全额拨款和差额拨款在流程上的区别主要在于前者的经费预算批准及采购工作权限隶属于政府部门。在差额拨款公立医院，培训机构的“分管部门”大多是医教部（或教育培训部），流程中的“领导小组”也可以替换为“机构建设与质量管理委员会”，后者可能更具专业性，更有支撑力度。至于环节履职的规范性，主要体现在各审批环节提出的意见、建议是否清晰、准确。其中“主管部门及分管领导”和“机构建设与质量管理委员会”应当在深入调研、仔细审核申购计划之后，首先着重给出该计划可行性、科学性方面的论证结果，再明确给出相应的处理意见，以便于后续流程的顺利推进。不给出论证结果，只是简单地给出“同意与否”之类的处理意见，是各个环节的责任部门在仪器设备申购等工作过程中经常采用的做法，但这种做法并不符合“规范履职”的要求。

（四）关于高效性

仪器设备申购工作的高效性，取决于推进过程的简洁、不反复，环节处理的准确、不滞留，以及预期结果的顺利达成。理论上，高效性的实现建立在仪器设备申购计划具备科学性、可行性、规范性的基础之上。实践中，高效性的实现更加离不开扎实、细致的准备工作，这也是申购计划能否具备科学性、可行性、规范性的前提。在开展准备工作的过程中，培训机构必须主动、积极，并注意以下两个方面的要求。

1. 数据准确，材料充实 复习培训机构建设规划方案，查询并提供医院或机构既往相关的仪器设备经费使用数据，是准备申购计划的总体内容要求。在计划的具体内容方面，确定新的培训业务项目建设方向需要认真做好前期工作总结和业绩分析工作，同时广泛收集相关培训教师的意见建议。按照建设方向拟定仪器设备申购方向时，需开展充分的调研工作，在不同范围内及时组织咨询、论证工作，所形成的申购计划文字材料必须数据准确、简洁充实，以此为基础制作的 PPT 汇报材料或口头汇报材料必须条理清晰，突出各自的重点。

2. 提前谋划，有效沟通 申购仪器设备是培训机构日常工作的一个部分，与培训工作并不冲突。机构要熟悉本院申购仪器设备的途径和材料要求，要理清本院提交申购计划、审核预算经费等的时间节点，进而有步骤、分阶段地持续做好仪器设备申购工作。其间，要积极主动地与相关部门和领导进行沟通，以获取准确的数据，争取部门和领导的理解与支持。前期的调研、咨询、论证会，以及“机构建设与质量管理委员会”会议的时间和议题安排等工作都需要提前做好计划安排，切勿临时应对，忙乱无章。

四、设备安置与管理

仪器设备招标工作完成之后，临床技能培训机构必须在仪器设备约定到货期之前制订好仪器设备的安置工作计划，对仪器设备到货之后的安装、调试、应用培训、验收、资产入账等工作做出统筹安排，确保各项任务落实到个人。其中，该仪器设备的使用人员（培训教师）和指定管理人员必须参加安装、调试、应用培训工作，验收工作由培训教师小组组长和指定管理人员共同完成并签字，资产入账工作则由指定管理人员按照分类编号、资产登记的具体要求去完成。

在通常的仪器设备之外，录播系统的安置计划需要在基础条件建设阶段给予专门的设计，以确保摄像头位置及其线路布置的合理性，进而实现电脑远程监控、考核等功能（图 9-2）。

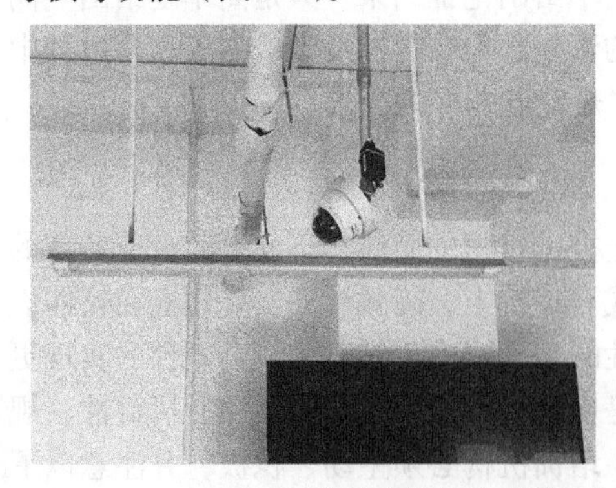
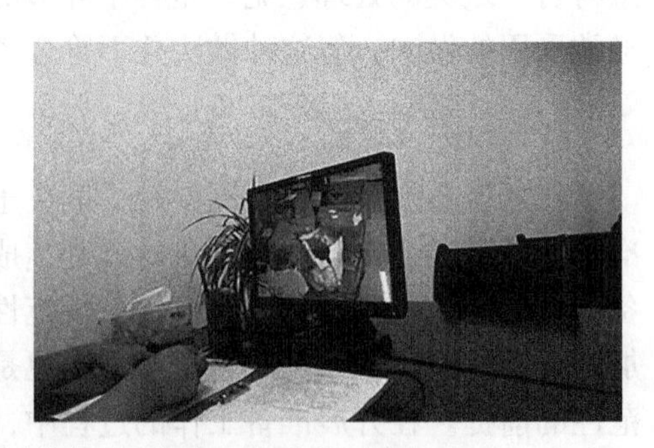

图 9-2 某临床操作技能训练室摄像头（左）与远程监控（右）

对通常的仪器设备来说，培训教师全程参与安装、调试、应用培训工作，也是事实上的“备课”(“备”指“设备”)行为，这也是避免出现仪器设备闲置现象的根本性举措，因此，临床技能培训机构必须提前做好计划，确保相关教师有充足的时间专心参加该“备课”工作，力争促进培训教师在熟练使用仪器设备的基础上能够做到有所思、有所悟。

指定管理人员是仪器设备保管、维修维护、使用管理和升级报废等工作任务的第一责任人，只有全程参与所负责仪器设备的安装、调试、应用培训、验收、资产入账等流程工作，才可能胜任其管理工作。日常工作中，培训机构的一些仪器设备可能会被其他部门、科室外借用于非机构组织的业务活动，因此机构需要针对这种情况制订具体规定，并设计专门表格以便于管理(图 9-3)。

××××医院教学仪器设备院内借用管理表

<table>
<tr><th colspan="4">借用申请栏</th></tr>
<tr><td>借用部门</td><td colspan="3"></td></tr>
<tr><td>训练场所</td><td colspan="3"></td></tr>
<tr><td>借用仪器设备
及数量、状况</td><td colspan="3"></td></tr>
<tr><td>借用日期</td><td></td><td>借用天数</td><td></td></tr>
<tr><td>申请负责人</td><td></td><td>借出批准人</td><td></td></tr>
<tr><td>借出人</td><td></td><td>领取人</td><td></td></tr>
<tr><th colspan="4">归还验收栏</th></tr>
<tr><td>归还日期</td><td></td><td>归还人</td><td></td></tr>
<tr><td>归还仪器设备
及数量、状况</td><td colspan="3"></td></tr>
<tr><td>验收人</td><td></td><td>验收日期</td><td></td></tr>
</table>

图 9-3　某医院临床技能培训仪器设备借用管理表

至于购置的仪器设备安置在哪个区域(训练室)、具体摆放在该区域(训练室)的什么位置及如何摆放，这些问题在培训机构提交的仪器设备申购计划方案中均有明确的安排。一般情况下，将仪器设备整体装入储存柜的做法必然会产生使用不便的问题，这是导致仪器设备闲置的诱因之一，也是仪器设备闲置的一个表象。有时，需要将设备的主体部分予以安置，将设备的辅助配套设施设备就近装入储存柜，这种做法能节约空间，也便于管理，但相关的标识必须认真设计，确保清晰醒目，力求方便使用。以某医院临床技能中心的外科操作基本技能训练室和模拟病房为例，该机构管理人员对其中仪器设备的位置进行了拍摄（图 9-4、图 9-5），并将照片悬挂于该室的墙壁，要求非使用状态下该训练室内的仪器设备必须如图摆放，起到了很好的管理作用。

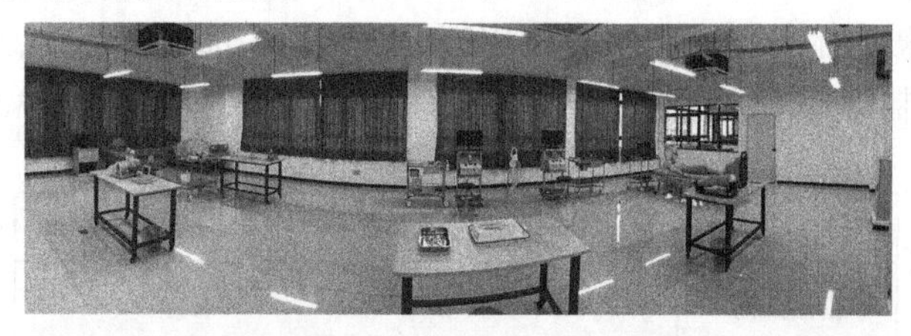

图 9-4 某医院外科操作基本技能训练室仪器设备位置图

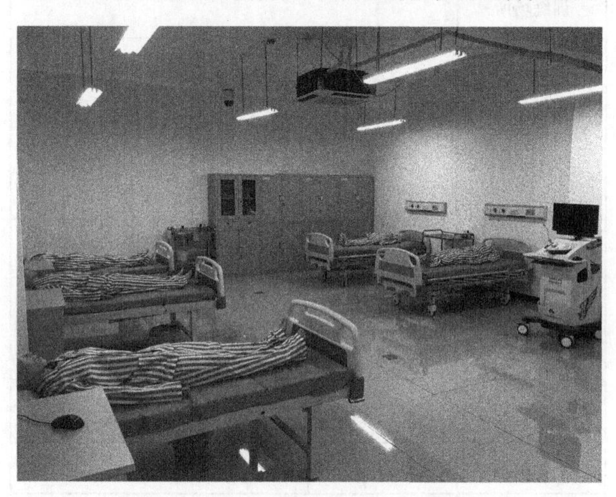

图 9-5 某医院临床技能训练模拟病房的仪器设备位置图

教师、管理人员对待与之工作相关的仪器设备，不论是简单的局部操作模型，还是生理驱动全人模型、计算机交互培训考核系统或先进高档的医疗设备，在其安置、使用、管理维护的整个过程中都必须高度重视、不断总结、认真研究。一方面，要以课程/项目建设需求为导向，与备课的其他内容（如备学生、备教材、备资料、备教法、备学法等）结合起来，充分发挥教具的辅助教学培训功能；另一方面，要熟悉仪器设备本身的结构和功能，晓其优点，知其不足，以便在培训和管理工作过程中更好地做到扬长避短。当然，如果机构能够组织教师、管理人员针对与之工作相关的仪器设备安排“试训课”之类的培训考核活动，或注重激励大家不断总结经验进而提出科学的改良措施及创新性的研发思路，则更加有利于临床技能培训机构的能力提升和业务发展。

当然，临床技能培训机构仪器设备的安置管理还有更多的细节需要认真考虑，以训练室使用情况登记为例，某医院在每个临床操作技能训练室的入门墙壁上设计安装了培训工作登记本、用笔及其有机玻璃框架（图 9-6），在传统的手写登记模式下，该设计较为大方、便捷，即使与二维码扫描登记等手段相比也仍然具有其自身的优势。

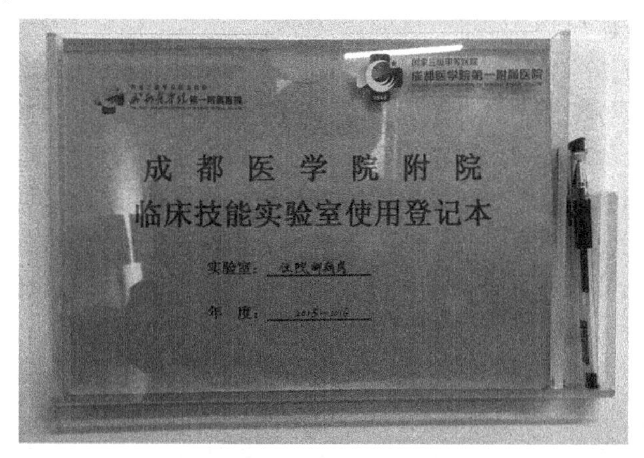

图 9-6　某医院临床操作技能训练室的入门墙壁设计

本章小结

医院技能培训机构的基础条件与设施设备建设工作需要相向而行，但是，这两项工作的本身又会受到诸多客观因素的制约。如何才能在有限的基础条件下科学、有序、顺畅地不断完善设施设备，是培训机构建设工作中的一项重要内容。

仪器设备是临床技能培训机构设施设备中最大的变量。在符合经费预算的前提下，按需提出购置方向并做好必要性、可行性论证，继而面向市场开展产品调研，由此形成具备科学性、可行性的申购计划，再遵循规范性、高效性的要求推动申购计划的执行，才可能实现仪器设备数量的持续增加和提档升级。仪器设备的管理与使用是一项艰巨、长期的工作任务，培训机构要根据自身实际，充分发挥主观能动性，在细节上下功夫，才能保证培训机构有条不紊的顺利发展。

第十章　医院技能虚拟教学条件建设

虚拟教学是基于虚拟现实技术的教学活动过程，具有真实感和互动性。虚拟现实技术是一种计算机仿真系统，融合了多媒体、医学图像处理、图形学等多种技术，借助于专用眼镜、头盔和数据手套等设备，可令用户获得近乎现实世界的真实感受和操作体验。

虚拟教学带来的变化，不仅体现在教学环境、仪器设备等教学手段的更新上，也体现在教学思维变革上，即教师由主导到引导的“教”和学生由被动灌输到体验感悟的“学”的转变。由于虚拟现实设备可以满足某些危险、特殊场所从业人员技术培训的需求，也能满足某些疑难复杂操作技术反复训练的需求，因此在导游、旅游、自动化、机械、动漫等专业教学，以及矿业人员、水利电力电网、天文展览等行业培训方面具有无可替代的优势，在临床医学技能训练方面同样具有广阔的应用前景。

由于虚拟教学可能会引发教育的一系列重大变革，加上虚拟教学具有弥补院校硬件设施不足，可以提高实际操作性较强专业的学生上课积极性等现实价值，因此虚拟教学已得到了国家的高度重视。2014 年，经教育部组织，省级教育行政部门、军队院校教育主管部门推荐，中国高等教育学会组织形式审核、网络评审和会议评审，教育部遴选出了第一批 100 个国家级虚拟仿真实验教学中心，其中医学类共 15 个，占比 15%。经过几年的发展和建设，教育部于 2018 年首次认定了 105 个国家虚拟仿真实验教学项目，其中医学类项目 25 个，占比 23.8%。这在某种程度上表明了虚拟教学适合用于医学教育领域，其在该领域内具有较大的需求。

虚拟教学作为一个新生事物，其技术还有待发展和完善。临床医学虚拟教学尽管需求广泛，但毕竟是刚刚起步，未来的建设道路还很漫长。与传统的临床医学教学实验室的发展历程一样，虚拟教学手段的应用也将经历首先在医学院校兴起，再从医学院校扩展至医院的过程。因此，医院在构建临床技能培训机构时必须高度重视虚拟教学条件的建设，以超前意识保证培训机构的先进性。

第一节　医院技能虚拟教学概述

理论上讲，虚拟现实技术可以再现医院全貌及其每一个职能部门、专业科室的布局、流程和技术业务，由此可以将虚拟教学手段用于医院技能培训业务中从基建到后勤管理，从运营到业务建设的各个方面，并最终替代现场实地观摩和实体实验，形成全新的培训模式。但这是一项庞大的工程，需要医疗行业、教育行业、IT 行业等的共同努力，经历一个漫长的过程才可能得以实现。

一、虚拟教学的概念

虚拟教学是人类进入虚拟空间进行教学的一种教学形式，是传统教学适应信息技术和现代人才培养观的一种新型教学。

广义上，虚拟教学环境包括虚拟的教师、教室或实验室，以及虚拟的交流研讨等，这种虚拟学习环境下的教和学的活动都可称为虚拟教学。狭义上，虚拟教学专指利用虚拟现实技术构建的虚拟学习环境下，再现知识关联的客观事实，讲授知识要点，进行理论概括，引导学习者充分利用自己的视觉、听觉等感官接收信息，激发学习者的学习兴趣和创新意识。

虚拟现实技术用于教育是教学技术发展的一个飞跃。它营造了“自主学习”的环境，使传统的“教师主导，以教促学”学习方式转变为“学生主动，教学互动”的学习新模式。

二、临床医学虚拟教学的基本功能

现阶段，虚拟现实（VR）感知医院技术已开始用于现实医院的数字化 720°全景展示，其功能主要包括医院介绍、自由漫游、语音导览等，其目的主要为增强大众和患者对所在医院的了解和交互参与。当然，该技术服务的面向并不仅限于大众和患者，也可以依托该技术对各类医务人员开展医院服务流程、医院文化、医务人员职业素养方面的技能培训，但是 VR 感知医院技术的应用还处于起步阶段，因此依托于该技术的上述临床技能培训科目/课程建设工作尚未开展。

与“VR+医院管理、服务保障、文化建设等”临床技能培训科目/课程建设尚未起步的境况不同，“VR+医疗技术”临床技能培训科目/课程事实上已经出现，并开始受到较为广泛的关注，有的院校/医院甚至已经建立了初级的 VR 医疗实训中心。这种训练手段利用了立体可视化技术，能够提高实训教学效率，更有利于提高学生的技能熟练程度，某种程度上可以节约实训教学成本，当然也避免了在医疗实践中开展培训可能给患者造成伤害的危险。

三、临床医学虚拟教学的基本技术

VR 医疗实训系统主要包括多人沉浸式虚拟现实显示系统（CAVE 系统）和桌面式人机交互 VR 平台两类。CAVE 系统通过虚拟三维对象的交互和反馈实现了学生在现实与虚拟环境之间的转换，可以减少学生学习理论和平面图像时空间想象方面的困难，有利于激发其学习兴趣。桌面式人机交互 VR 平台的使用更为方便，能让学生在学习人体组织、器官，以及学习相关操作技术时获得更好的立体视觉感受。

虚拟现实技术还适用于临床诊疗活动过程的沉浸式转播，可借此开展虚拟见习、虚拟实习、技术培训等临床教学活动。2016年4月，英国外科医生沙菲·艾哈迈德完成了世界首例VR手术直播，实现了让观摩者以身临其境的视角，远程、全程观摩一台结肠癌手术治疗过程的目的。2019年5月20日，亚洲心脏瓣膜病学会中国分会和北京吴英恺医学发展基金会在南京市第一医院共同举办了全国首例5G+VR高清直播的心脏瓣膜修复手术的国际医术观摩交流现场教学活动，让场外受训者获得了如同站在手术台前零距离观看专家的每一步操作的效果，很好地实现了帮助临床医生掌握二尖瓣修复技能的培训目标。目前，依托5G技术，不借助穿戴设备的裸眼三维视觉技术也已经进入临床医疗和医学教学领域，这将给虚拟现实技术在该领域的应用带来革命性的变化。

四、临床医学虚拟教学的优势与特点

（一）虚拟教学的优势

从真实模仿、仿真模拟，到虚拟仿真，医学临床技能培训的技术手段发生了深刻的变革，但是运用这些技术手段去解决的问题却始终不外乎是如何更好地培训临床诊疗技术，如何更好地培训医疗服务与管理技术。

上述三种训练模式之中，仿真模拟训练与虚拟仿真训练虽然都不真实，但都有“逼真”的效果。其中，仿真模拟训练采用的是尽可能贴近真实机体构造的各类模型、器具和临床环境，虚拟仿真训练则采用的是虚拟现实再现技术。这些技术所创造的模拟病房、模拟手术室、模拟急诊室，甚至模拟医院等各种医疗环境，其内部的布局、器物摆设等均与真实临床环境一致，唯一不同的是病床上躺着模拟人，或虚拟病床上躺着虚拟人，而非真人，学生在这样的环境中训练学习处理各种临床情景，能获得与在医院实际工作基本相同的感受。其中的虚拟现实技术还可通过编辑修改实验参数，演示复杂、抽象、不便直观观察的实验过程和现象，能更好地模仿真实世界的复杂状况。当然，“逼真”终究不能等同于“真实”，但是对于临床技能培训来说，仿真模拟训练和虚拟仿真训练都比“师带徒”方式的真实模仿训练更有优势，具体如下。

1. 节约成本 临床医学操作技能需要反复练习才可能熟练掌握，这样的练习在患者身上进行无疑是不现实的，也不符合基本的伦理学要求，利用标准化病人（SP）也仅能开展简单的无创性操作训练，其教学成本也非常高。仿真模拟培训和虚拟仿真培训所提供的模拟患者可供受训者反复练习，直到技术娴熟、操作规范为止。与有损耗的仿真模拟模型相比，虚拟仿真训练设备依靠于电子成像和触觉感知技术，可以无损耗地满足无数次的训练要求，能更好地节约成本。

2. 降低风险 临床医学是实践性很强的一门学科，医学生学习了理论知识之后，必须经过临床见习和临床实习才能逐步掌握临床实践技能，更深地理解所学的理论知识。在理论知识学习和临床实践操作之间增添一个临床技能模拟训练环节，能够有效避免以患者为对象开展技能训练可能给患者造成的身体伤害和心理压力，有效缓解现代社会环境下较为紧张的医患关系。与仿真模拟需要使用各种实物，可能造成物品损坏等风险不同，虚拟仿真训练在虚拟的环境中实施，学生可以放心地去做各种尝试，而不必担心其风险。

3. 直观高效　仿真模拟和虚拟仿真都能够模拟临床实践操作的环境与过程，都可以让学生在全身心投入、亲自动手操作后获得直观的体验和感受。同时，作为实验性训练，学生在动手操作时既能体会到紧张感，又不至于产生太大的心理压力，训练过程中还可以得到教师或系统的提示与纠错性指导，因此，这样的训练可以让学生获得技能、知识、信心等多方面的能力提升，训练的效率和效果都能够得到保证。

以上三个优势为仿真模拟训练和虚拟仿真训练所共有。

（二）虚拟教学的特点

比较仿真模拟训练和虚拟仿真训练，两种模式的区别主要体现在技术手段上，即在对工作场景、作业对象、相关器材设备和操作过程的仿真上，前者采用的是“实体化”的技术手段，后者采用的是“虚拟化”的技术手段。由此，虚拟仿真训练不仅具备仿真模拟训练的一些优势，同时还形成了自身独特的一些特点，具体如下。

1. 自由度高　VR 临床技能训练的高自由度主要体现在训练内容宽泛、训练对象包容、训练时间便捷三个方面。

（1）虚拟现实技术可以突破空间、时间的限制，虚拟再现医院管理、保障和诊疗等各项工作的流程和技术，并任意切换。由此，学生可以进入大到宇宙天体，小至原子粒子等物体的内部进行观察，可以进入新型冠状病毒肺炎诊疗区进行体验，可以在很短的时间内观摩和参与某些疾病诊断、治疗和康复的漫长过程。

（2）虚拟现实技术可以包容不同阶段、不同专业的学生参与临床技能训练。众所周知，现代医学教育特别强调临床医学专业学生要早临床、多临床和反复临床，但实施起来难度很大，因为临床教学资源毕竟有限；同时，相同专业和年级的学生中，大家对医学知识掌握的深度和广度并不相同，只提供固定难度的训练项目并不符合因材施教的原则。此时，只有虚拟现实技术“菜单”服务模式才能满足不同学生个体的多样化训练需求，才能够允许不同专业学生轻松跨专业参与临床技能训练，从而实现引导学生自主学习，鼓励学生自主探索，培养学生动手能力和创新精神的目的。

（3）VR 临床技能训练的方式以“自主训练”为主，学生学习时间的安排更加自由。仿真模拟的临床技能训练需要实验员提前安排场地，准备模型和耗材，学生必须在指定场所和时间段内进行训练。而 VR 临床技能训练系统在开放期间，只要学生拥有终端就可以随时进行训练，直至各个项目考核合格。

2. 交互性强 虚拟现实技术可以按照每一个具体训练项目的要求，虚拟再现其特定情境、完整事件和具体步骤，能让受训者获得如同真实世界般的感知、交互作用和实时反馈。这种交互功能极大地缓解了仿真模拟培训所面临的指导教师数量不足、监管指导不全面的难题。此外，VR 临床技能训练还具备记录操作、过程回放与智能考核等功能，而虚拟现实技术的这些功能与仿真模拟训练室安装的需由教师操作的录播系统相比，不管是记录能力，还是操作便捷方面，都更具优越性。

3. 内容丰富 目前 VR 临床技能训练的教学资源还很有限，但是理论上虚拟现实技术可以虚拟开展医院管理、保障和诊疗技术等方面的所有技能训练，只不过这还需要一定的时间。基于虚拟现实技术的特点，我们可以预见未来 VR 临床技能训练的内容一定会极其丰富、先进。例如，医院管理与保障类训练项目一定会纳入全球最佳的医院建筑设计、最科学的管理和运营流程，而临床诊疗类项目也一定会纳入最先进和复杂的诊疗技术、最多种类的疾病病例。

五、临床医学虚拟教学的发展沿革

科技革命推动着社会的进步，也根本地改变了人类生产和生活的方式。历经了农业社会、工业社会，人类历史正阔步迈入信息时代，信息技术对人类生产与生活方式的改变已无处不在，而教育培训领域虚拟现实技术的应用就是其中的一个体现。

在农业社会，医学技能培训的模式主要是“师带徒”，手段主要是真实模仿，即“徒弟”通过观察和重复“师父”的操作来学习临床医学实践技能。其间虽然也有“针灸铜人”一类的模拟教学用具，但总体上仍以在真实患者身上进行体验和训练为主要手段。这种模式培养的学生数量有限，学生成长周期长，学生学习的过程也很艰难。

在工业社会，个体生产方式转变为社会化大生产，医学由此进入了专业分化和高度综合时代，医学教育也走向了分化独立与规模化培养的新阶段。其间各种模拟教学用具不断涌现，直至末期出现了计算机交互的高仿真模拟人，而医学技能培训也转向了临床见习与模拟训练相结合的模式。这种模式可以批量培养学生，学生成长周期缩短，学生培训的过程也实现了流程化和标准化。

在信息社会，信息变成了比物质和能源更为重要的资源，计算机、微电子和通信技术等信息技术的革命成为社会信息化的动力源泉。在信息时代，依托现实场景的临床见习和依托实物的医学技能培训可以在完全虚拟现实的条件下实现，这不仅是培训手段的变革，更是培训模式的变革。这种模式既保留了之前批量培养学生、缩短学生成长周期，以及培训过程流程化、标准化等优势，也更能激发学生的主动学习热情，更有利于培养学生的创新能力。

人类文明从农业社会、工业社会，到信息社会，医学技能培训从真实模仿、仿真模拟，到虚拟仿真，三个社会阶段与三个时代背景下的医学技能培训模式总是相互衔接，在不断地传承创新之中迈向新的高度。对于医院技能培训机构的建设来说，今天还不可能一下子舍去之前仿真模拟训练的方法和产品，但是，那些方法和产品最终被虚拟现实技术手段所替代终究会是必然的趋势。因此，我们必须高度关注虚拟现实技术的进步，必须要主动应用和积极探索 VR 临床技能培训的技术和方法，这是当今临床技能培训机构建设者们的必然使命与责任。

第二节　医院技能虚拟教学规划设计

科学技术的进步，推动着产业的结构调整与技术升级。虚拟现实技术的推广应用，给包括临床医疗和医学教育在内的众多产业提供了发展的机遇，也推动着众多产业的转型升级。对于医院技能培训机构的建设来说，虚拟现实技术应用是一个绕不开的课题，对此各个培训机构都必须高度重视，积极开展规划设计工作。

一、困难和优势

严格来说，医院建设临床技能培训机构属于跨行业性业务，其难度本就不小，但仍有教育行业的建设经验可供参考。而临床技能虚拟教学条件的建设对于医疗行业、教育行业都还是新生事物，因此其困难会更大。但是挑战与机遇总是并存，在临床技能虚拟教学条件建设方面，医院相对于高校具有以下两大优势。

1. 医疗行业和教育行业对于临床技能虚拟教学条件的建设都缺乏经验，但医疗行业受既往模拟教学条件建设经验的束缚较少，医疗行业开展建设工作具备后发优势。

2. 在虚拟现实技术、5G 技术等的应用方面，医疗行业已成功开展了不少远程教育培训项目，医疗行业对于虚拟现实技术的关注程度和应用探索等似乎都要高于教育行业。

二、规划设计责任人

将虚拟现实技术及时、全面地用于临床技能培训工作，必须要有一个科学的体系架构规划设计方案，必须要有一个可及时更新、稳步实施的建设计划。因此，将该责任准确地落实到个人，是医院技能教学条件建设工作的首要任务，否则再好的建设愿望也只会如水中月、镜中花，永远无法翻开新的篇章。

在医院技能培训机构规划建设工作的责任体系中，培训机构主任及专职人员责无旁贷地承担着规划设计和建设计划工作的主体责任。因为，虚拟教学条件的规划建设并不涉及培训机构建设原先的定位和目标的调整，也不会涉及其中管理、条件、技术、产出四个方面的规划要求，以及管理体系顺畅、基础条件完善、技术业务先进、经费收支平衡、培训质量突出、社会效益显著等六大内涵标准的调整，只是内涵标准中的基本条件、组织架构与管理、教学资源、教学质量保障体系等具体指标的内容会有所变化。为此，培训机构主任及专职人员要加强临床技能虚拟教学专业知识和技能的追踪学习，不断更新理念，同时要加强与相关虚拟现实技术厂家的联系与协作。责任人在更新了理念，掌握了知识，熟悉了技术之后，再结合本单位的实际情况，才可能积极主动地推动所在机构的培训技术升级与革新。

三、规划设计的基本原则

目前，可供参考的临床技能虚拟教学机构规划设计资料还很缺乏。站在当前临床技能培训模式正由仿真模拟向虚拟仿真转型的历史阶段，我们认为其规划设计工作应该遵循以下两个基本原则。

1. 虚拟现实技术用于临床技能培训是大势所趋，新建、改建的临床技能培训机构都要积极研究和应用虚拟现实技术。

2. 临床技能培训机构虚拟教学条件建设必须“结合实际，立足现实”，科学合理制订本单位的建设计划。

上述两个原则概括起来说，就是已建成的传统临床技能培训机构需要首先做好智能一体化临床技能教学训练管理系统设计建设这一基础性工作，再以此为基础逐步展开基础条件改造和配套设施设备建设工作；新建、待建的临床技能培训机构应以虚拟教学的全面开展为目标，予以综合规划建设。但是，由于目前临床技能培训虚拟教学的产品还不够全面，还未成体系，因此上述两条建设思路实施起来都会遇到障碍。更加客观的心态应该是接纳临床技能培训机构在很长一段时间内维持仿真模拟与虚拟仿真共存、杂交的状态。

接纳仿真模拟与虚拟仿真的共存状态，并不意味着培训机构的建设可以不做出方向上的选择，将哪种模式列为主体，始终是培训机构开展规划设计和建设工作必须回答的基本问题。面对该基本问题，不同类型的培训机构会有不同的思考。以下两点，仅供参考。

1. 已建成的传统临床技能培训机构，有的规模很大，有的规模较小。对于大规模的传统临床技能培训机构来说，实施全面改造、转型的耗资也会比较高昂，改与不改并不是一个容易做出的抉择。对于小规模的传统临床技能培训机构来说，其功能定位原本就不高，其资金储备通常也很有限，这样的机构开展虚拟现实培训条件的建设有无必要，是否可行，这也是不得不考虑的一个问题。

2. 新建、待建的临床技能培训机构，有的计划侧重于院校教育、毕业后教育，有的计划侧重于继续医学教育，有的拟将临床诊疗技术培训建成特色，有的拟将医院管理与保障技术培训建成特色，这些侧重点上的差异都会直接影响仿真模拟与虚拟仿真谁更适合作为主体进行建设的抉择。

四、虚拟教学系统的架构设计

临床技能虚拟教学系统按照显示方式可以分为头戴式虚拟现实系统（单机单屏）、沉浸式虚拟现实系统（单机多屏）和分布式机群虚拟现实系统（多机多屏）等类型，能够满足不同培训项目的训练需求。

上述三种类型的临床技能虚拟教学系统，都是多种计算机技术的集成，其中的核心技术包括：三维建模与图形生成技术、三维显示技术、传感器技术、软件引擎系统、实时响应技术等。本系统可以使受训者从空间和位置上以交互方式获得视觉、听觉、触觉，甚至嗅觉上的三维场景感受，从而达到身临其境的效果。

在设计上，临床技能虚拟教学系统必须以网络安全保障为前提，以使用便捷、运行流畅为基础，以包含丰富的训练项目为核心，这些要求决定了现行的培训机构需要以多系统虚拟网络设计为主要架构。该架构便于扩展建设，能满足线上、线下训练需求，与目前 VR 临床技能培训资源不足的现状较为吻合。

在建设上，临床技能虚拟教学系统对于培训场地面积和格局的要求较为宽松，这给医院一些分散建筑用房的充分利用提供了可能性。当然，作为一个培训机构，在院内建设一个规模较大、虚拟培训项目较集中的虚拟现实训练区仍然是十分必要的。此外，建设临床技能虚拟教学系统目前还必须兼顾仿真模拟训练区域的设置问题，确保仿真模拟与虚拟仿真两种模式的互补共存。

上述临床技能虚拟教学系统的设计架构见图 10-1。

第三节 医院技能虚拟教学产品简介

近年来，医院临床技能虚拟训练产品的研发工作受到了高度重视，新的产品正在不断涌现，但是这些产品在医院的运用还很不普遍。为此，我们以国内目前已有的部分信息化教学系统、信息化管理系统及虚拟仿真智能化教学训练系统为例，简单介绍其功能和用途，旨在帮助尚处于起步阶段的培训机构管理人员和教

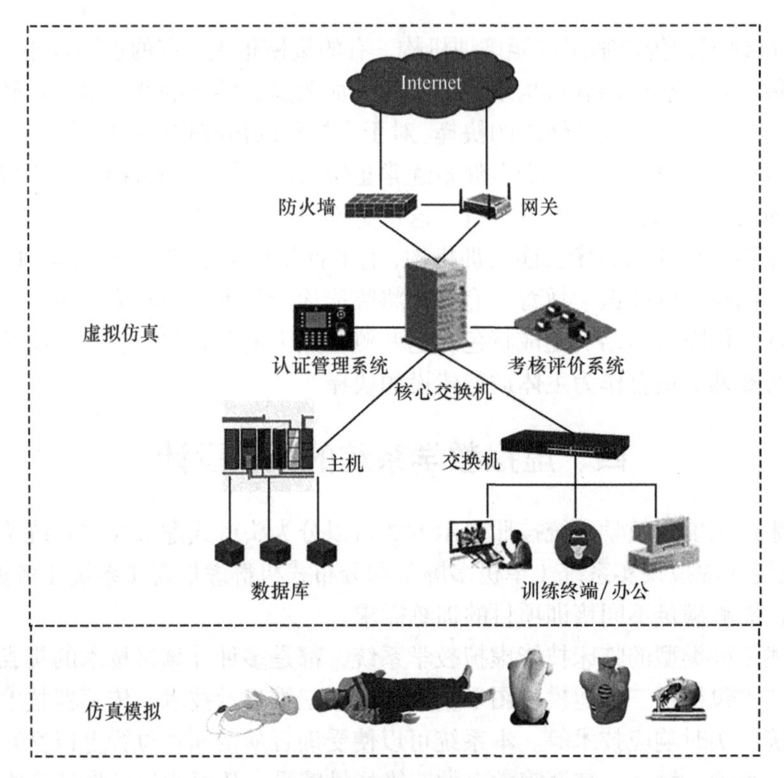

图 10-1 临床技能虚拟教学系统架构示意

师获得这一方面的感性认识，促进大家理性思考，引导大家拓宽思路、转变思维，更好地使用现有的先进训练技术方法，更多地参与医院技能训练及其他领域虚拟教学产品的开发和使用。

一、信息化教学系统

（一）智能一体化临床技能教学训练管理系统

智能一体化临床技能教学训练管理系统以智能技术、大数据等为支撑，支持教师开展互动式、参与式教学，实现翻转课堂、混合式教学等多种新型教学模式。整合“教”“学”“练”“考”“评”“管”业务全流程，提供考勤、示教、课堂互动、小组讨论、训练、智能纠错指导、操作数据智能提取、训练数据分析、教师评价等辅助教学功能。课前，学生端利用虚拟在线学习系统自主学习，基于电脑和网络对操作流程进行练习，在线学习系统作为技能学习的重要一环，是进一步进行实体设备训练的基础，侧重于对整个流程的掌握。系统将训练的情况汇总分析，形成课前报告提交给任课教师。课前教师可通过助教系统教师端将教学资料导入云端，随时随地分享和下载使用，同时可对学生布置课前作业，查看学生课前训练报告，了解学生训练情况，制订课程内容和模式。课堂中师生可实现无线签到，教师在正式上课之前，可在助教系统教师端自动生成本节课堂的签到二维码，学生通过手机端助教系统进行扫码签到，提高考勤效率，二维码实时更新，避免学生代签到、缺堂等问题。课堂中教师端可通过课前训练报告中的易错点、难点进行针对性讲解；高清示教可将教师在模型和智能设备上的操作实时同步投影在屏幕上，让课堂中的每一位学生能清楚实时地看到每一种器械用物和操作标准，达到同质化教学；同时可对课堂进行全程录播，对教学效果进行监督和评估；课堂中师生还可利用助教系统实现课堂互动问答、小组讨论、课堂测验等方式的丰富教学，巩固知识。通过课前的在线训练和课中教师理论授课及操作示教后，学生可利用虚实结合训练设备及同伴互助系统进行分组练习。虚拟仿真智能训练系统按照标准的临床操作程序引导，对病例的判断，器械的选择，定点，消毒，麻醉等每一个步骤都严格按照临床操作标准进行训练。利用计算机虚拟交互技术，精准的模拟操作流程和手感，实时纠错反馈以帮助学生自我认知、改进提高。同伴互助系统让学生分组操作互评，利用传统模型进行双向学习，在互助互评中共同进步。多种训练模式结合，可对学生人文关怀、专业知识、临床思维、专业技能、职业素养、医患沟通、患者安全、无菌观念等全方位进行训练培养，同时节省教学资源、提高教学效率。自动收集分析训练的数据及情况，教师实时掌握训练情况，解决无法同时兼顾整个班级的困境。课后教师可根据学生在课堂中的表现，如抢答问题、小组讨论、训练报告等对学生的学习态度、专业技能等方面做出评价，同时学生也可以对教师的教学效果、教学态度、教学方法等方面做出评价，同时课堂情况会形成教学报告，反馈教学情况和质量，促进教育模式改进。本系统将教学过程、教学工具、教学内容、教学管理、教学质量分析、教学大数据融合，形成一体化智能教室。其在提高教学效率的同时，使教学、训练过程的表现和问题可视化、数据化，辅助教师、管理者及时全面了解学生技能掌握情况和问题，辅助提高教学质量（图 10-2、图 10-3）。

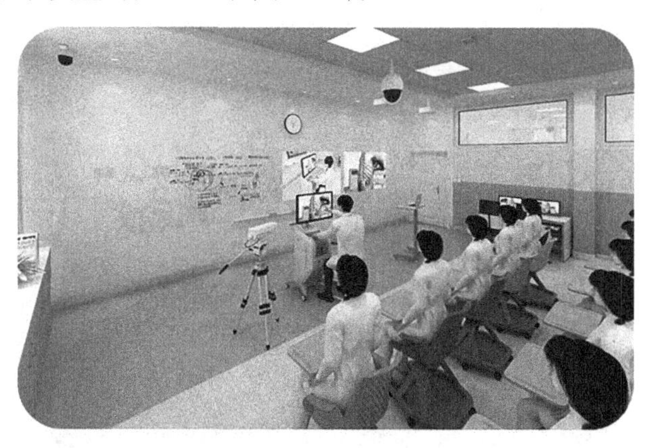

图 10-2　三维示教

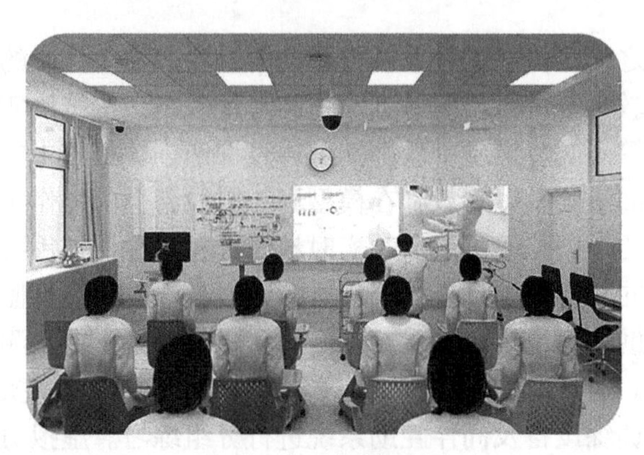

图 10-3 高清投影

（二）同伴互助训练系统

同伴互助训练系统提供使用模型人训练同伴互助评分功能，利用传统模型进行双向学习，让学生分组操作互评，一名学生在传统模型上进行操作，另一名学生利用系统评分表对同伴的操作步骤进行打分，能够满足同学间、师生间开展互助式训练学习的需要，学生之间在互助互评中共同进步。系统可与智能融合一体化教学训练管理系统对接（图 10-4、图 10-5）。

（三）临床诊疗智能训练系统

临床诊疗智能训练系统以训练学生的临床思辨、诊断、治疗能力为核心，通过对虚拟患者进行问诊、体格检查、辅助检查，来采集病史信息，辩证地进行诊断和处置，从而考查学生问诊的精确性和逻辑性、对体格检查工具的熟练程度、对辅助检查手段的筛选使用能力，以及临床诊断的决策分析能力。

本系统可与在线虚拟技能训练系统、虚实结合训练设备无缝对接，实现临床诊疗能力和技能操作能力的同步提高。

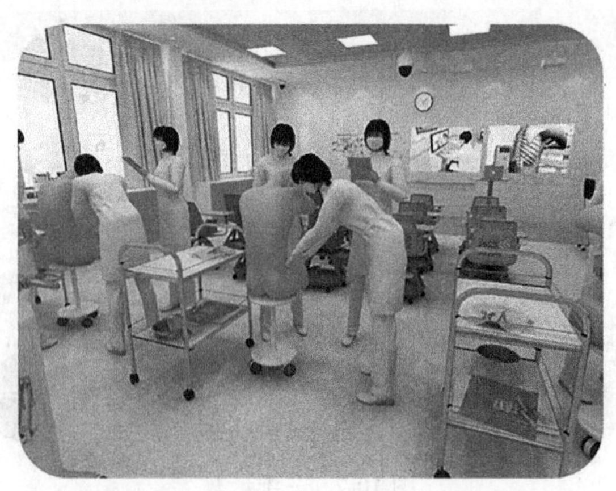

图 10-4 同伴互助技能操作训练系统

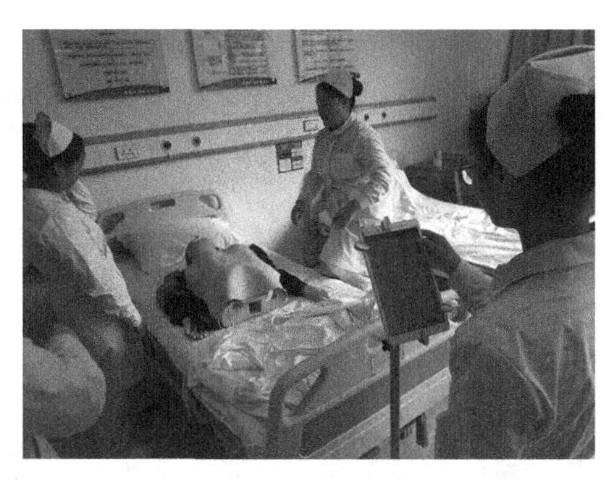

图 10-5　同伴互助床旁操作训练系统

（四）智能形成性评价系统

智能形成性评价系统，以临床技能培养为核心主线，对学生的预习、课堂学习、训练、测评、考试等全过程进行评价，在过程中提取数据，实时给出评价反馈，基于数据对学生的学习行为、学习能力、学习效果，以及医学技能、临床思维等临床胜任力进行全面评估，帮助学生找出自身的不足，并在过程中给出建议。

系统自动汇总分析学生、教师的形成性评价，生成整体教学的形成性评价报告，作为教学改进的基础，发送给教学管理者作为管理依据，形成教学改进的闭环。

二、信息化管理系统

（一）医学教育大数据管理系统

医学教育大数据管理系统，可以实现教学大数据的收集、存储、计算、挖掘、分析、可视化呈现等工作，围绕教学、学习、训练、考试、评价、管理等全部流程，提取、处理、分析数据，从而为实现教学行为分析、教学能力分析、学习行为分析、学习能力分析提供重要的数据模型和算法支撑（图 10-6）。

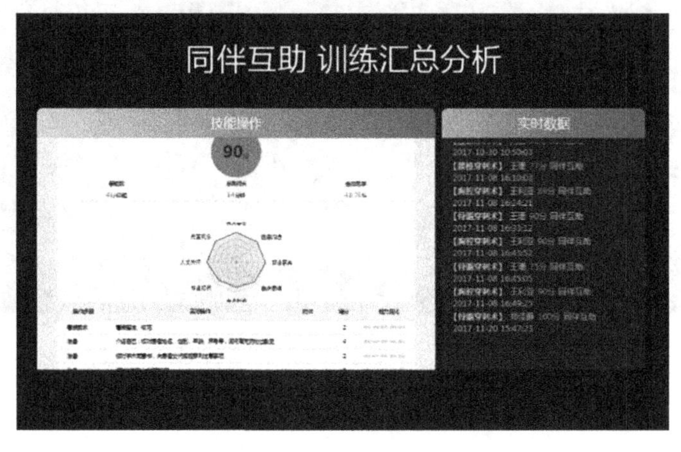

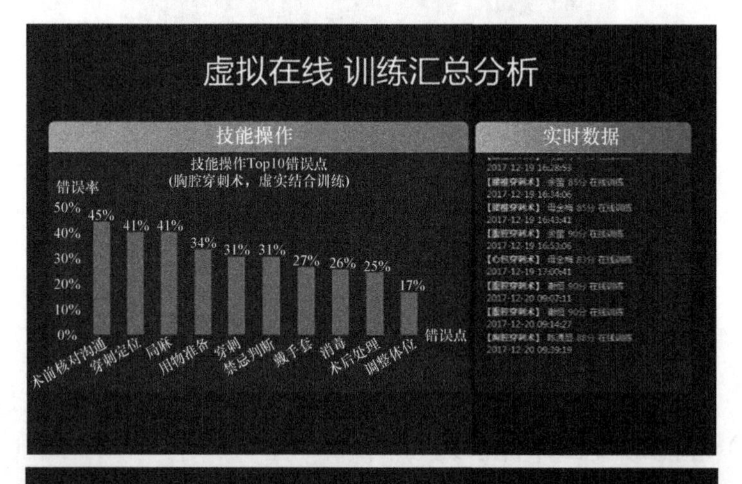
虚拟在线 训练汇总分析
技能操作
实时数据
技能操作Top10错误点
(胸腔穿刺术，虚实结合训练)
错误率
50%
40%
30%
20%
10%
0%
45%
41%
41%
34%
31%
31%
27%
26%
25%
17%
术前核对沟通
穿刺定位
局麻
用物准备
穿刺
禁忌判断
戴手套
消毒
术后处理
调整体位
错误点

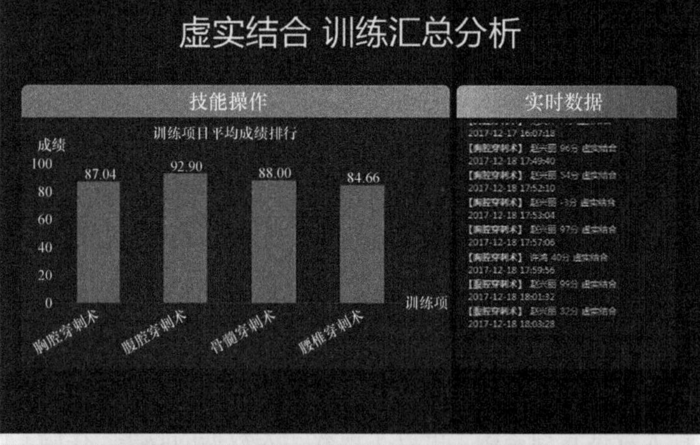
虚实结合 训练汇总分析
技能操作
实时数据
训练项目平均成绩排行
成绩
100
80
60
40
20
0
87.04
92.90
88.00
84.66
胸腔穿刺术
腹腔穿刺术
骨髓穿刺术
腰椎穿刺术
训练项

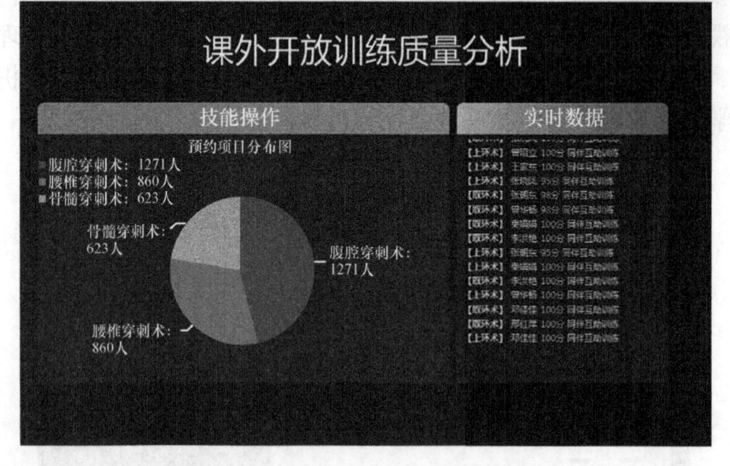
课外开放训练质量分析
技能操作
实时数据
预约项目分布图
腹腔穿刺术：1271人
腰椎穿刺术：860人
骨髓穿刺术：623人
骨髓穿刺术：623人
腹腔穿刺术：1271人
腰椎穿刺术：860人

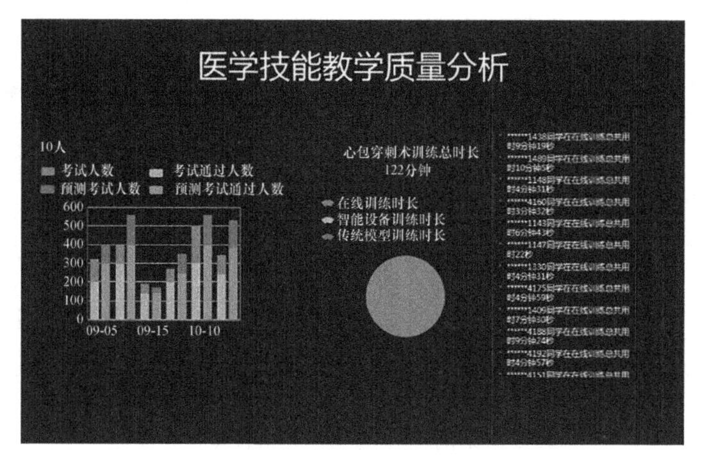

图 10-6　技能训练数据管理系统各界面

（二）智能运营管理系统

智能运营管理系统，基于 B/S 与 C/S 混合的开发模式，采用经典的展现层、业务层、平台层的三层体系架构。本系统具备进行人员管理、班级管理、物品和场地管理、课表管理、题库管理、门禁管理、问卷调查、通知公告、课程管理、训练项管理、统计分析、课后评价、实时监控等临床技能中心日常事务的智能化管理功能。对整个技能中心的运行状况进行统计分析，并以图表的形式展现出来，可实时了解技能教学整体运行情况，及时进行调整和优化。

本系统融合了一体化教学训练管理系统、临床诊疗智能训练系统、OSCE 考试管理系统、医学在线学习系统等的链接点、基础数据中心，为各个系统的正常运行提供保障。同时，本系统还可以收集汇总各个系统的数据，提供丰富的统计分析报表。

本系统拟用于临床技能中心的智能化管理，实现临床技能中心整体运行的智能化、高效化，减少运营管理人员的投入和工作量，使临床技能中心更加高效地服务于临床技能教学，保障教学效率和质量（图 10-7、图 10-8）。

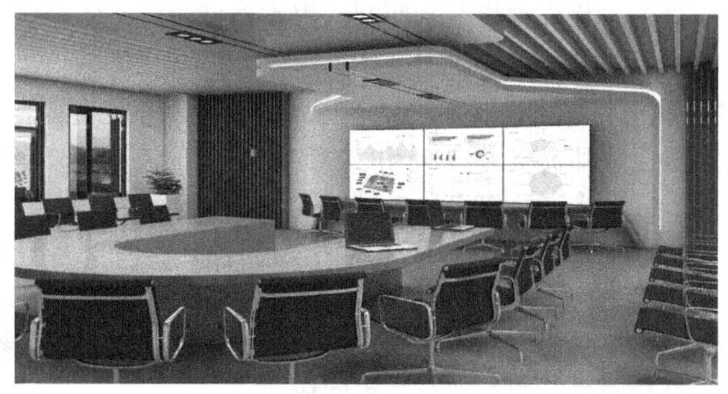

图 10-7　临床技能训练智能运营管理中心示意

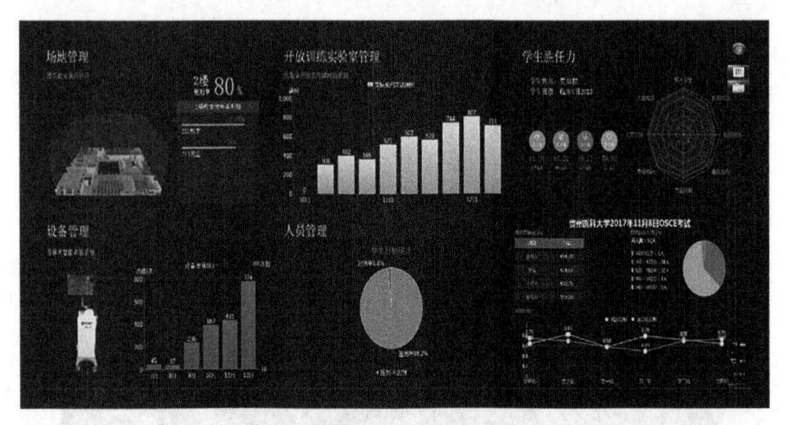

图 10-8 临床技能训练智能运营管理分析示意

（三）开放实验室管理系统

开放实验室管理系统可以更合理安排教学资源、提升场地使用效率，实现无人值守开放训练。本系统可将具备一定功能的场地进行多用途定义，将其重复用为 OSCE 考站、预约开放实验室，也可支持教师小讲课、会议、培训等用途。支持开发日历、学生个人预约、老师班级预约、预约审核等一系列功能，同时可以预约提醒，防止遗忘。

（四）OSCE 考试智能管理系统

OSCE考试智能管理系统支持全程无纸化考评，考官通过手持平板电脑（PAD）打分，成绩实时提交至服务器，系统根据预定规则自动统计分数，并记录考官评分详情。

考试之后经过大数据分析，将结果又反馈给教学环节，指导教学进行不断针对性的改进，使得教学质量循序提高。基于智能调度算法，实现系统对考生的自动排考、自动引导，考试组织更加有序、高效，同时减少考务人员的工作量，将考务管理人员从烦琐的事务中解放出来，将导引人员的工作交由系统部分代替直至完全代替，为考务工作带来规范和便利，提高考试效率，使 OSCE 考试智能化（图 10-9）。其主要功能特点如下。

1. 多模态考试支撑 可支撑本科毕业考试、出科考试、住院医师结业考试、实训考核，甚至执业医师资格考试（调度、引导）；同时支持主观题、客观题、长短站、一站多题、一题多考官等多种考试模式。

2. 无人引导、全自动化、数字化考试 全程智能调度、数字化指引、数字化评分，无须人员引导。

3. 智能考务，公正高效 智能排考、考前通知提醒，数字化监考、移动巡考，异常一键干预；全程录像、永久保存、可回放。

4. 成绩实时统计，报告实时送达 考试结束后，自动生成考生成绩单、考试分析报告，并自动发送给考生、考官，以及管理人员；免去了考后成绩统计、分析，考生成绩发布、答疑等大量的人工作业。

5. 大数据分析、诊断改善 错误项分析，班级成绩差异分析、年级成绩差异分析，考题难度、区分度分析，指导教学持续改进。

6. 个性化定制，因地制宜 支持单通道、三通道、多考区、赛道制，分阶段考试等模式，因地制宜，个性化定制。

7. 多功能复用 充分发挥教育资源，考站可复用为教室、开放训练室、组织大赛，模式智能切换。

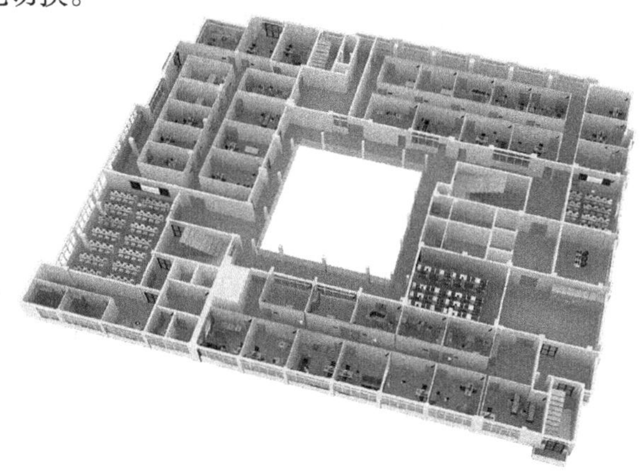

图 10-9 某单位 OSCE 考试智能管理系统布局示意

（五）规培医师智能管理系统

住院医师规范化培训是培养合格临床医师的必经途径，是加强卫生人才队伍建设、提高医疗卫生工作质量和水平的治本之策。随着住院医师规范化培训人员逐年增多、规模不断扩大，对住院医师管理工作的高效性和规范化提出了更高要求，为提高住院医师规范化培训工作的管理效率和管理水平，住院医师管理系统成为住院医师规范化培训管理的重要手段和工具，逐步对专业基地、培训对象、培训过程、质量监测、考核发证、监督评估实现全程透明化、规范化、量化、标准化的管理，实现管理者统筹全院的住院医师规范化培训工作，另外系统智能处理分析轮转过程中的数据，形成可视化数据报告，以数据驱动目标不断整改，最终实现带教老师水平同质化及住院医师能力的提高。本系统具有师资管理、角色管理、住院医师管理、轮转计划、科室轮转实时监控、轮转过程管理、教学活动管理、评教评学统计、成绩管理、月度考核状态查询、消息任务、年度个人综合考评、通知公告、考勤管理、多系统多角色互联互通、智能化数据分析、支持科主任、科秘书手机端查看每月计划轮转人数、实际轮转人数、计划入科人数、实际入科人数、计划出科人数、实际出科人数、带教老师未评人数、学员未评人数、智能生成管理报告、反馈到不同角色的人，多维度结合分析促进目标优化等多项功能。

（六）临床实习综合智能管理系统

临床实习是医学生接受综合训练的重要教学阶段，也是培养学生综合能力的关键环节，还是医学生由学生角色向医生角色转换的过程，更是培养学生临床理论、临床实际操作能力和临床思维的重要时期。随着实习培训人员逐年增多、规模不断扩大，各医院对实习生管理工作的高效性和规范化提出了更高要求，为提高实习生轮转工作的管理效率和管理水平，实习轮转系统成为实习生培训管理的重要手段和工具。本系统具有师资管理、角色管理、实习生管理、轮转计划、科室轮转实时监控、轮转过程管理、教学活动管理、评教评学统计、带教考核状态查询、消息任务、通知公告、考勤管理、多系统多角色互联互通、智能化数据分析等功能，能满足上述需求。

（七）智能教务管理系统

智能教务管理系统涉及学生从入学到毕业的全过程管理，包括学籍管理、培养方案、教学计划、开课、排课、选课、考试安排、成绩管理、毕业设计及教学质量监控等多个环节。智能教务管理系统能够完成学分制学校教务管理部门对学生从入学到毕业离校的全过程管理。

三、虚拟仿真智能化教学训练系统

（一）基础类

1. 生命科学学习及评测试系统 功能包括生命起源、人类进化、人体奥秘、生命运转、健康生活五个模块；将各类人体标本、模型与系统相结合，其内容主要有胚胎发育、器官发育、衰老与疾病、人体九大系统、各类标本模型、科学健身、饮食健康、学生闯关等。本系统将生命科学中具有代表性的重要知识进行了相应介绍展示。加入了触摸式、全息投影、虚拟现实等互动方式，可提高学生对生命科学学习的积极性，引起学生好奇心，增加学生的学习兴趣，寓教于乐。其中学生闯关内容及具备医学相关知识的测评又增加了趣味性，除此以外还可通过二维码扫描在手机上了解展馆相关内容。系统互动部分有趣并富有科学性，分为讲解模式及展馆模式。适用于教学及各类场馆。

2. 虚拟现实解剖智能训练系统 四维虚拟现实解剖训练系统是一种沉浸式教学学习的虚拟现实训练系统，能够对完整人体各个系统进行清晰展示，帮助老师教授和学生学习人体解剖结构学。模拟人支持任意放大、缩小、旋转；支持站立、平躺两种体位选择，方便展示人体解剖结构；可按系统查看人体解剖结构，如肌肉系统、内部器官、脑部和神经系统、心脏和血管等；能够智能识别所有部位医学名称，解剖结构支持360°查看（图10-10）。

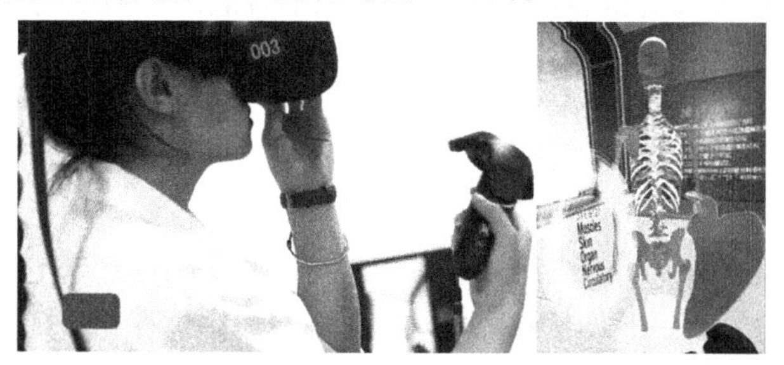

图10-10　虚拟现实解剖智能训练系统示意

3. 医学智能在线学习训练系统　让学生随时随地通过网络学习、训练、测评技能操作能力，帮助学生掌握技能操作的正确、完整流程，并提供反馈纠错、智能指导、智能评价；对学生的操作纠错，让学生知错、改错，自主提升操作技能。同时，学生的操作分析数据也会形成报告，发送给老师，帮助老师实时了解学生的技能掌握情况；打通课前、课中、课后的训练评价；减轻教师负担的同时，增加学生训练机会，让教学指导更精准化，让教学良性循环，让评教、评学更精确。支持的训练项目包括：①胸腔穿刺术；②腹腔穿刺术；③腰椎穿刺术；④骨髓穿刺术；⑤男性导尿术；⑥女性导尿术；⑦鼻饲术；⑧三腔二囊管止血术；⑨吸痰术；⑩气管插管；⑪心肺复苏；⑫洗胃术；⑬灌肠术；⑭胃肠减压术；⑮环甲膜穿刺术；⑯电除颤与电复律；⑰心电图技能操作；⑱关节腔穿刺术；⑲蛛网膜下腔麻醉；⑳心包穿刺术；㉑生命体征测量；㉒口服给药；㉓特殊口腔护理；㉔中心静脉穿刺等。

医学智能在线学习训练系统是进一步进行实体设备训练的基础，作为技能学习的重要一环，侧重于对整个流程的掌握，学生可以不限次数地反复训练。以此为基础，通过实体设备训练可以更进一步掌握操作手法、操作手感、操作要点，乃至人文关怀、医患沟通等，作为构建完整学习过程的重要基础和手段（图10-11）。

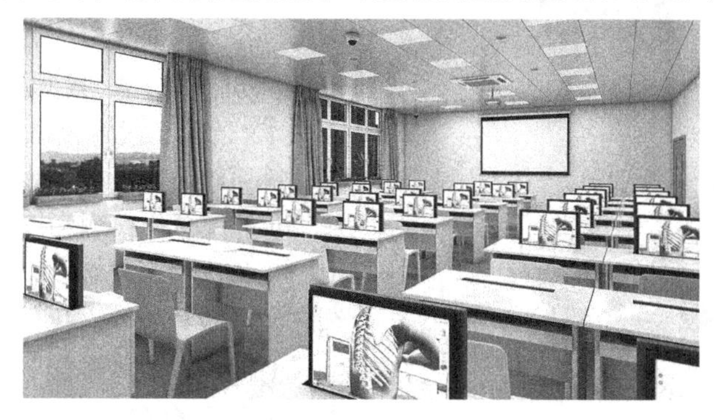

图10-11　医学智能在线学习训练室示意

（二）护理类

1. 导尿术虚实结合智能训练系统 导尿术智能训练系统利用三维重建技术模拟真实的人体模型、导尿用物及导尿的操作环境，可进行导尿术整个操作过程的训练。系统包括男性导尿术和女性导尿术模块，可根据选择的病例练习不同的导尿操作，为进行真实的临床导尿护理操作打下良好的基础。

系统提供教学模式、练习模式和考试模块，教学模式可用于临床教学的老师进行课堂讲解和演示导尿术操作，可同步最新的真实临床导尿术的操作技术；练习模式用图形、文字、声音等引导学员按正确的操作技术和操作流程进行导尿术的练习，并实时记录和反馈学员的操作情况，便于学员根据自己的操作水平进行针对性学习；考试模式可对学员导尿术的操作进行考核和成绩统计，考查学生对导尿术的掌握情况。

2. 灌肠术虚实结合智能训练系统 利用三维重建技术模拟真实的人体模型、灌肠用物及灌肠的操作环境，可进行灌肠术整个操作过程的训练。系统可根据选择的病例练习不同的灌肠操作，为进行真实的临床灌肠护理操作打下良好的基础。

系统提供教学模式、练习模式和考试模块，教学模式可用于临床教学的老师进行课堂讲解和演示灌肠术操作，可同步最新的真实临床灌肠术的操作技术；练习模式用图形、文字、声音等引导学员按正确的操作技术和操作流程进行灌肠术的练习，并实时记录和反馈学员的操作情况，便于学员根据自己的操作水平进行针对性学习；考试模式可对学员灌肠术的操作进行考核和成绩统计，考查学生对灌肠术的掌握情况（图 10-12）。

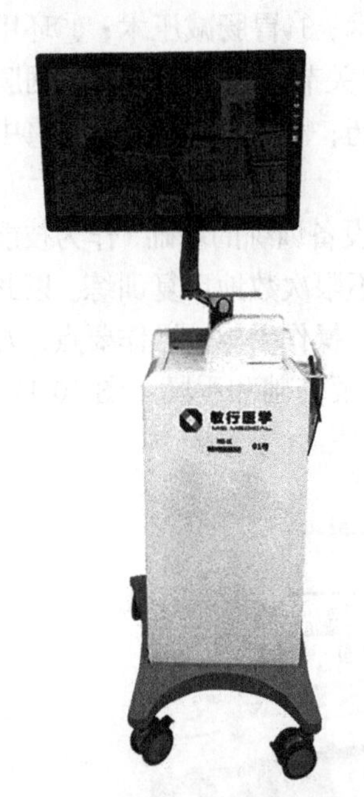

图 10-12 灌肠术虚实结合智能训练系统

3. 置管虚拟教学训练系统 是利用三维重建技术模拟真实的人体模型和病房场景，采用虚拟仿真、智能传感器等技术，进行鼻饲术、胃肠减压术、洗胃术、吸痰术、三腔二囊管止血术技能操作的智能训练系统。系统可使用真实器械进行操作，进行智能化检测和反馈，并可在系统中植入临床教学经验，能够进行示教、训练和教学效果评价（图 10-13）。

4. 静脉穿刺智能训练系统 采用虚拟软件平台和物理硬件模拟相结合的

方式，真实模拟静脉穿刺的操作全过程，突出穿刺过程中的力反馈和突破感，弥补了现有护理教学培训中人体模型穿刺的不足，真正实现了将教学、培训和考核融为一体，可满足医学院校学生、医院实习生、规培生、低年资医生护士等临床技能培训和考核。

系统可进行静脉输液、静脉采血及静脉注射三大静脉穿刺训练，覆盖从接到医嘱到操作后用物处理的全流程，为操作者提供一个极具真实感和沉浸感的静脉穿刺环境，为其进入临床打下坚实基础（图 10-14）。

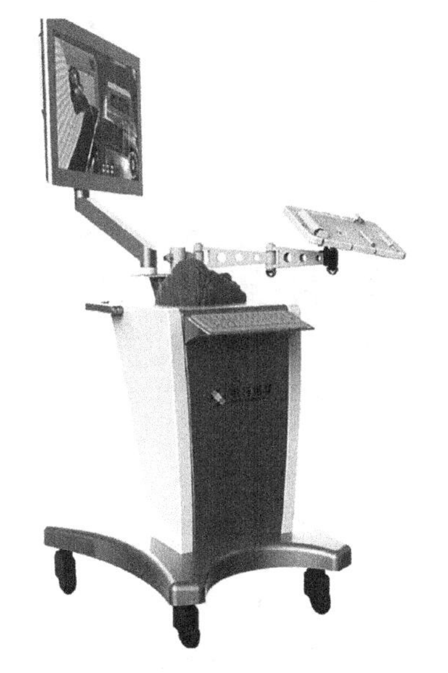

图 10-13　置管虚拟教学训练系统

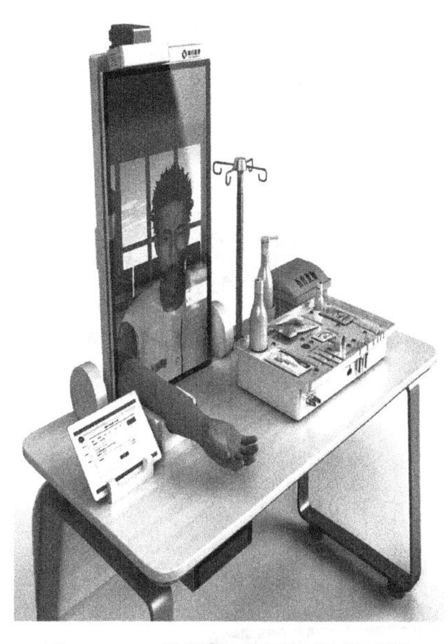

图 10-14　静脉穿刺智能训练系统

5. 动脉穿刺智能训练系统　采用虚拟软件平台和物理硬件模拟相结合的方式，真实模拟动脉穿刺的操作全过程，可触及动脉搏动和体验穿刺时的突破感和看到回血，弥补了现有传统教学培训中人体模型穿刺的不足，真正实现将教学、培训和考核融为一体，可满足医学院校学生、医院实习生、规培生、低年资医生护士等临床技能培训和考核。

系统覆盖从接到医嘱到操作后用物处理的全流程，为操作者提供一个极具真实感和沉浸感的动脉穿刺环境，为其进入临床打下坚实基础。

6. 护理置管智能模拟人　是一款基于虚拟与现实结合的智能化教学训练模拟人。实现了在同一个模拟人上可进行鼻饲术、洗胃术、吸痰术、胃肠减压术、三腔二囊管止血术、女性导尿术、灌肠术等多项临床基本技能的智能训练。模拟人采用虚拟仿真、智能传感器等技术，进行智能化检测和反馈，模拟临床患者的不同生理反应和操作过程中的不同手感（图 10-15）。

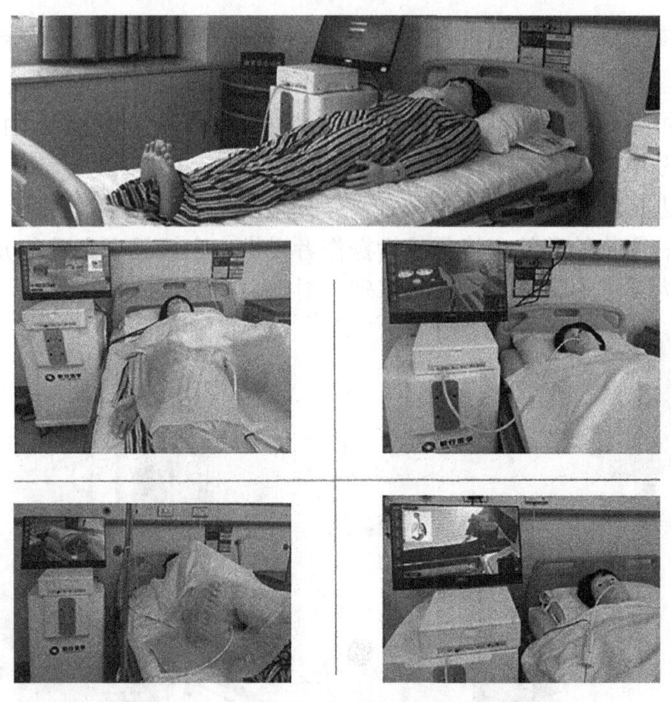

图 10-15 护理置管智能模拟人

（三）内科类

1. 综合穿刺智能训练系统 是一款集合胸腔穿刺、腰椎穿刺、腹膜腔穿刺、骨髓穿刺、环甲膜穿刺、心包穿刺、关节腔穿刺为一体的虚实结合穿刺训练系统。本系统具有实时交互性力反馈，科学严谨的操作流程设置、精准的模拟穿刺突破感，为操作者提供一个极具真实感和沉浸感的手术训练体验（图 10-16、图 10-17）。

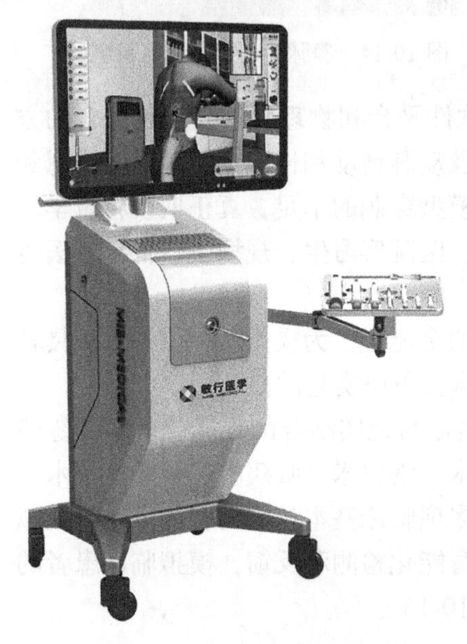

图 10-16 综合穿刺智能训练系统

2. 中心静脉穿刺智能训练系统 模拟临床中心静脉穿刺置管术的操作环境，仿真临床真实操作器械，虚拟真实患者的生理反应，虚拟患者具有生命体征及病理反应，提供安全、沉浸式的中心静脉穿刺置管术的操作训练平台。使学生在情景化、智能化、趣味化的学习感受中完成并掌握临床操作，可用于麻醉科、内科、急救科、住院医师规范化培训等的教学和训练（图 10-18）。

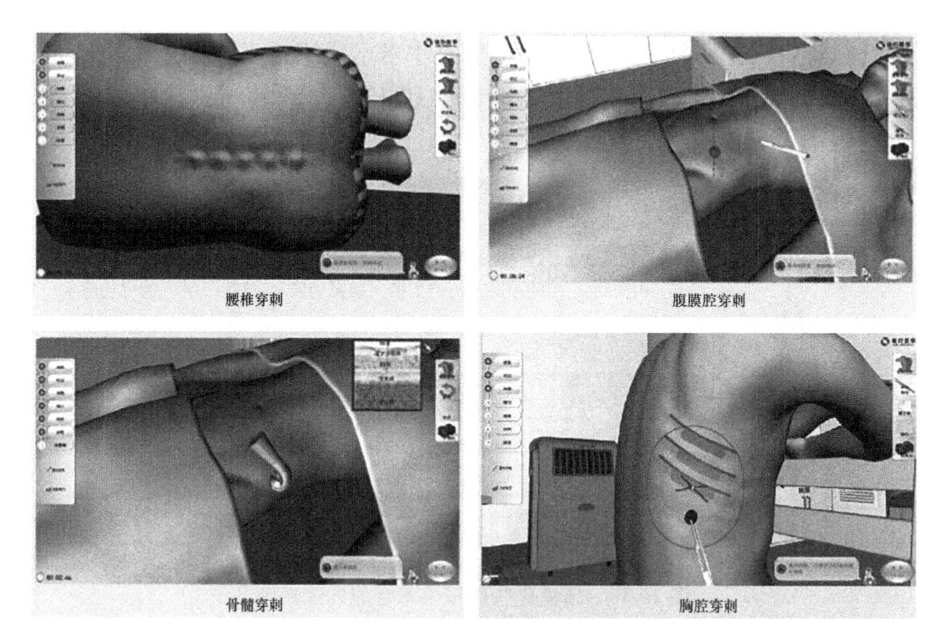

图 10-17　综合穿刺智能训练系统操作示意

3. 后穹隆穿刺术智能训练系统　经阴道后穹隆穿刺术产品采用真实可触的局部模拟人，保留了传统模拟人的临床操作感，同时弥补了传统模拟人无法模仿临床真实患者各种生理反应的不足。系统提供临床真实操作用物，可自动进行智能化检测，同时植入临床带教老师的教学经验，增加操作指导和纠错评测功能。在训练过程中用图形、文字、声音等指导学员进行练习，实时记录和反馈学员的操作情况，进行成绩的统计和分析，是一种先进的虚实结合交互式培训设备。

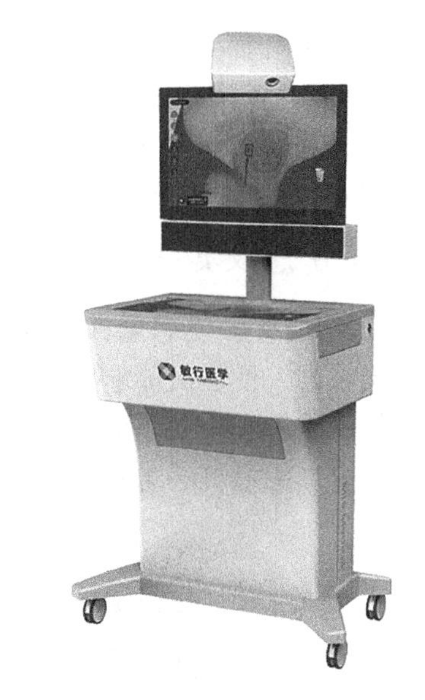

图 10-18　中心静脉穿刺智能训练系统

（四）外科类

1. 情境化腹腔镜手术智能训练系统　提供逼真的手术室环境。利用三维重建技术模拟真实的人体组织器官，提供接近真实临床的腹腔手术环境，常用手术器械的使用，以及模拟正常组织的临床反应。系统支持普外、妇科等多个科室不同的手术病例模拟，提供从手术基本技能到全套手术操作的练习平台；提供基本技能训练模块、缝合技能训练模块、胆囊切除术训练模块、妇科手术训练模块、阑尾切除术训练模块、乙状结肠切除术训练模块；系统可进行腹腔镜基本技能操作训练，多科室腹腔镜手术术式练习，融合手术教学手段，为进行真实的临床手术打下良好的基础（图 10-19）。

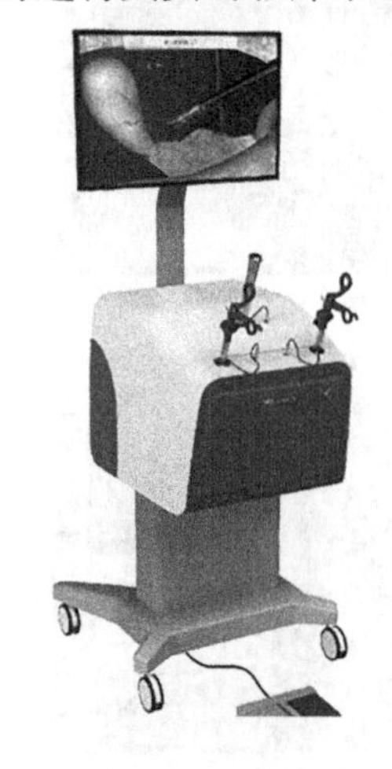

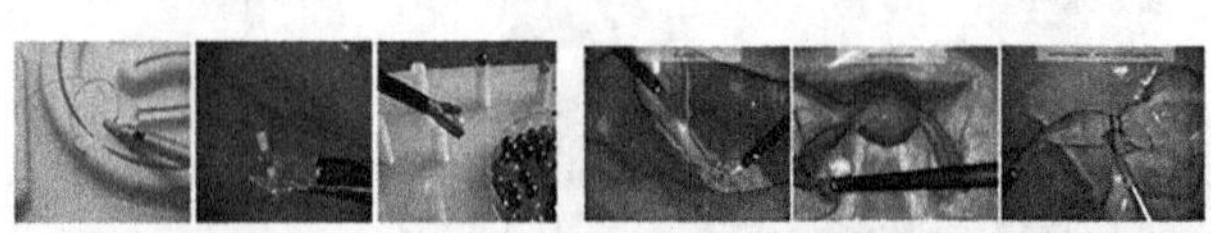

主要系统功能				
理论学习	解剖结构	手术理论知识		真实参考视频
实际操作	器械训练	实物模型训练		虚拟仿真训练
智能检测	指导操作	智能纠错	自动记录	实时反馈
客观评价	按标准流程及操作规范进行精准评分，并生成考核分析报告			

图 10-19 情境化腹腔镜手术智能训练系统

2. 腹腔灌洗智能训练系统 能够模拟临床腹腔灌洗操作环境，仿真临床腹腔灌洗真实操作器械，系统虚拟真实患者的生理反应，虚拟患者具有生命体征及病理反应，如出血、咳嗽、疼痛、各种性状的积液等，完整而生动地模拟腹腔灌洗操作的整个过程。系统植入老师的临床教学经验，用图形、文字、声音等指导学员按正确的操作技术和操作流程进行训练，能让学生在情景化、智能化、趣味化的学习感受中掌握临床操作技能，为真正临床实践打下良好的基础。

（五）急救类

1. 情境化多模态急救智能训练系统 能够模拟真实急救场景及急救场景下的伤员状态，使学员能够感受到新技术带来的近乎真实的急救流程，并在不同急救场景下培养学生完整的急救思维，在伤员（患者）不同状态下采取不同急救手段。充分训练学员的急救应对能力及急救手段的规范操作（图 10-20）。

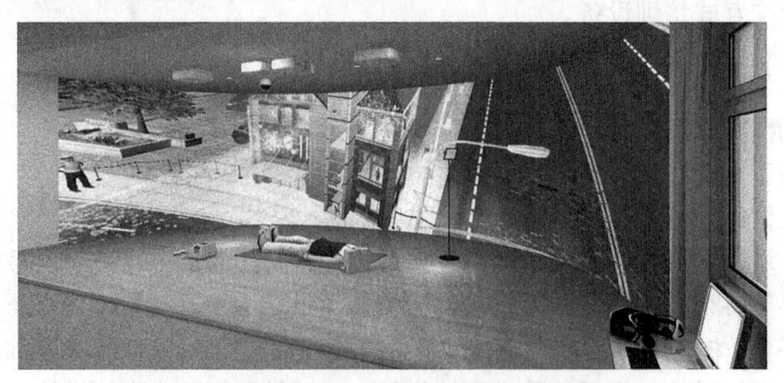

图 10-20 情境化多模态急救智能训练系统

2. 心肺复苏智能训练系统　利用智能模拟人与信息化技术结合，通过操作智能模拟人，在学生手机 APP 上可显示操作情况并实时反馈纠正，一台设备对应一个 APP 和学生，个性化反馈指导，满足心肺复苏教学、训练与考核需求。系统核心模块由应用软件、智能人体模型组成，是可供社会上心肺复苏培训机构师资培训、特殊行业普及培训及医学院校、医疗机构培训使用的新一代产品（图 10-21）。

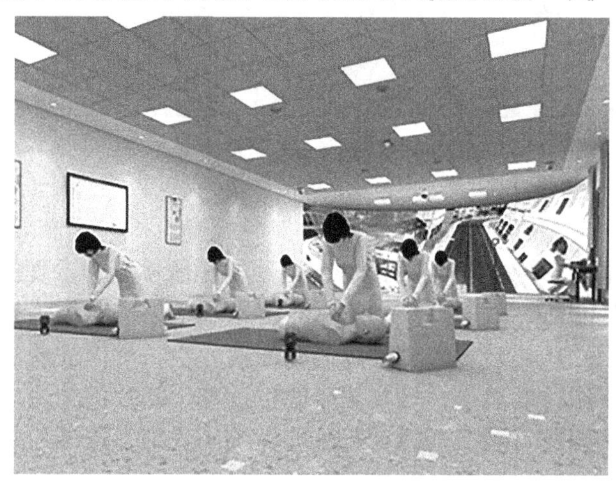

图 10-21　心肺复苏智能训练系统

3. 气管插管智能训练系统　是一种先进的、虚实结合交互式经口气管插管培训系统，精准地模拟临床真实气管插管的操作步骤：插管前准备、插管前评估、插管过程及插管后确认等。所谓“虚”，指本系统可从病史、医患沟通和手术室、病房场景方面模拟部分临床操作环境，并通过虚拟三维解剖模型辅助插管过程解剖的学习。所谓“实”，指本系统可像传统仿真模型一样，在仿真模型上进行操作，如面罩给氧、喉镜置入、导管置入等。在操作过程中实时给予指导，能帮助学生提高操作技能，为其进入临床后真正实施操作打下坚实基础（图 10-22）。

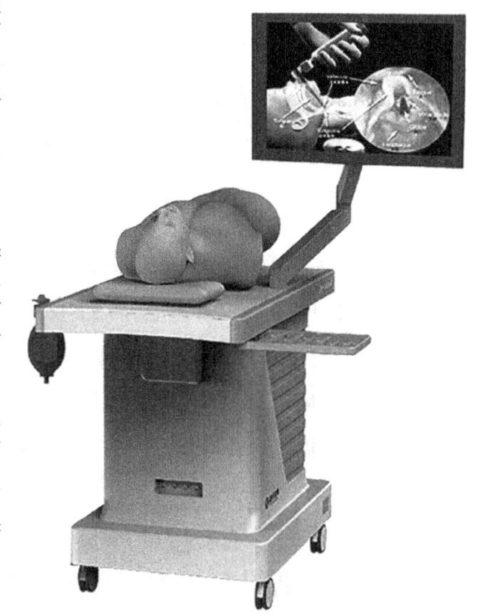

图 10-22　气管插管智能训练系统

4. 急救训练智能模型人　智能模型人提供心肺复苏、电除颤、气管插管、静脉输液等操作功能；提供仿真的解剖结构及体表标志，各项急救操作均具有真实的力反馈手感，可对操作过程提供实时反馈，实时提示按压深度及给氧频率等；还可根据设定的病情扪及动脉搏动等状态（图 10-23）。

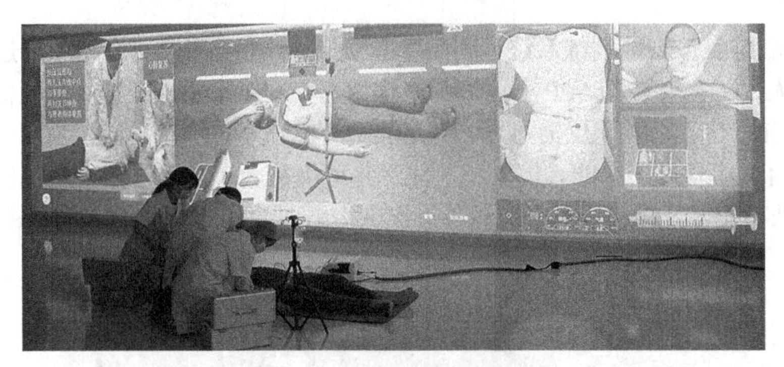

图 10-23 急救训练智能模型人

（六）医学影像学类

1. 医学影像诊断教学智能系统 专为医学影像诊断学课程提供互动教学平台。引导教师使用多种教学方法教学，将多种教学手段融合到教学过程中，激发学生学习积极性。扭转传统教学以老师灌输为主，学生被动接受的局面。更好地培养学生影像诊断思维，切实提高学生读片、阅片的知识水平和技能。本系统具有整体资源库管理、资源上传服务器统一管理、资源控制、主体分析等功能（图 10-24）。

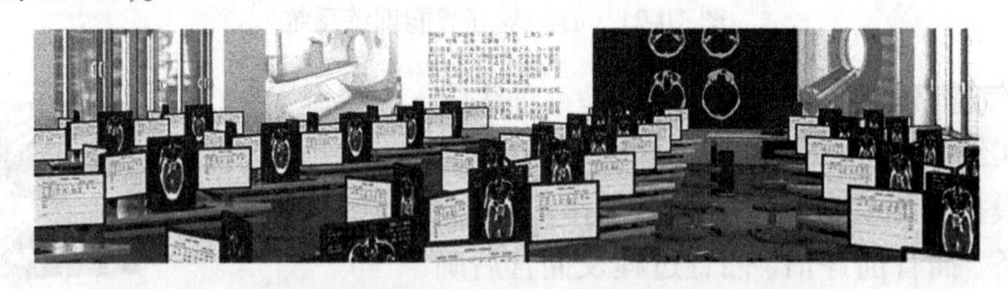

图 10-24 医学影像诊断教学智能系统布局示意

2. 医学影像检查智能训练系统 数字化模拟整个临床 CT 检查过程和 X 线检查过程，其中 CT 检查包括查看检查申请单，嘱咐患者准备、摆体位、录入患者信息、选择扫描序列、定位像调节、曝光出片、图像处理与胶片打印；X 线检查包括看检查申请单，嘱咐患者准备、摆体位、录入患者信息、选择扫描序列、曝光出片、图像处理与胶片打印，解决用户临床操作机会少的问题，以提高教学临床化效率。

3. 虚实结合 CT 操作智能训练系统 高度仿真临床设备，数字化模拟整个临床 CT 检查过程，包括查看检查申请单，嘱咐患者准备、摆体位、录入患者信息、选择扫描序列、定位像调节、曝光出片、图像处理与胶片打印，能解决学生临床操作机会少、存在电离辐射损害风险等临床见习弊端的问题，以提高教学临床化效率（图 10-25）。

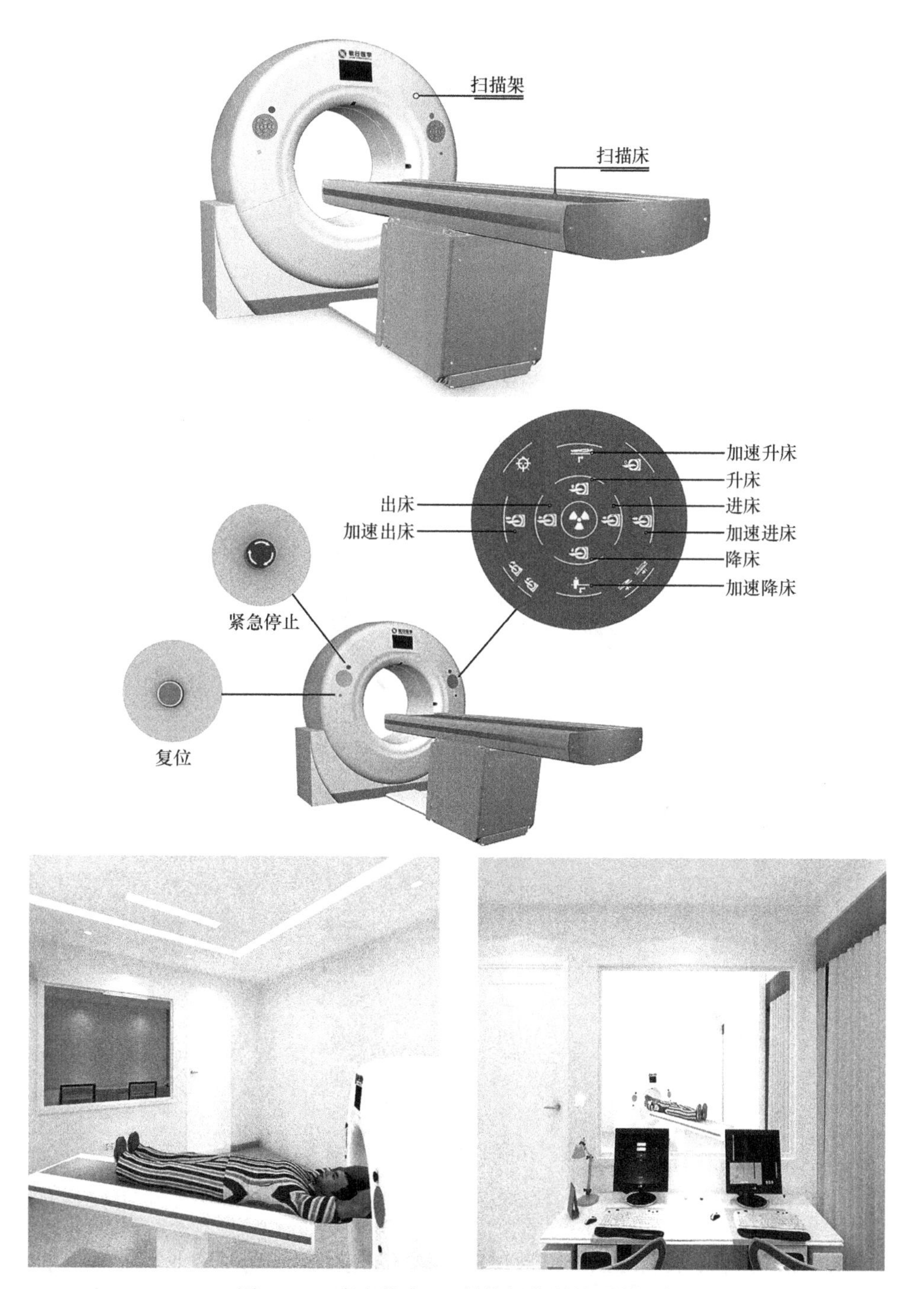

图 10-25　虚实结合 CT 操作智能训练系统示意

4. 虚实结合 DR 操作智能训练系统　能数字化模拟整个临床 DR 检查过程，包括查看检查申请单、嘱咐患者准备、摆体位、录入患者信息、选择扫描序列、曝光出片，能解决学生临床操作机会少、存在电离辐射损害风险等临床见习弊端的问题，以提高教学临床化效率（图 10-26）。

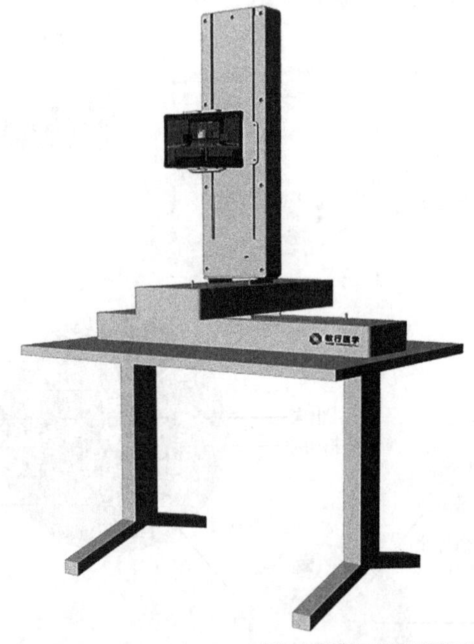

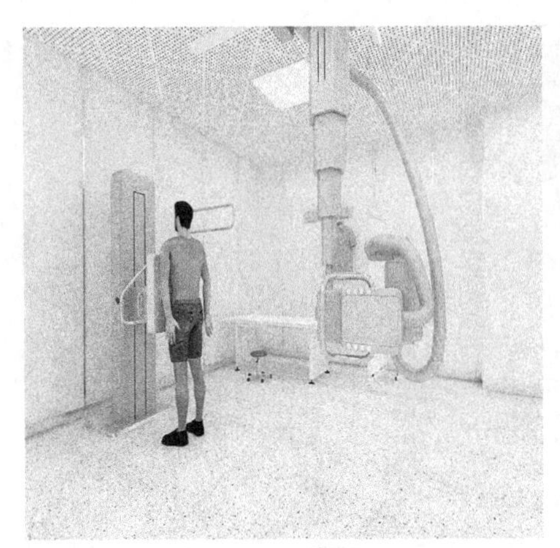

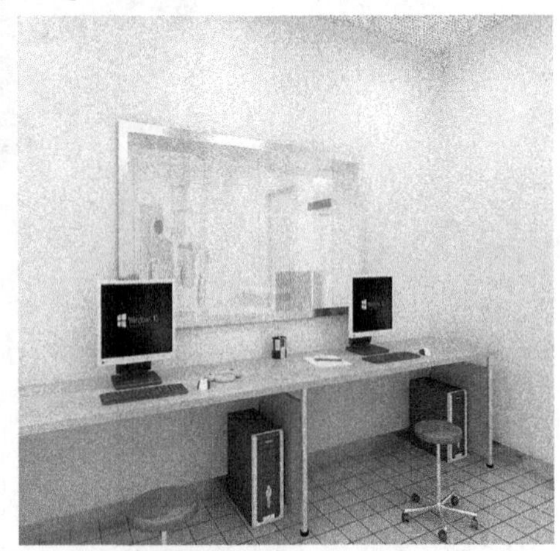

图 10-26 虚实结合 DR 操作智能训练系统示意

（七）药学类

1. 药房模拟智能训练系统 通过信息技术的应用，让药学专业相关学生掌握对基本常见疾病判断，强化对不同药物、药理的理解，培养医学服务素养，提高学生就业竞争能力。本系统由两部分组成。

（1）模拟药房（人机交互）：通过人机交互模拟药店买卖情景，考查学生医学服务素养、信息收集能力、明确治疗目标能力、用药指导能力、药事法规素养。系统由六大模块组成：用户管理、评分系统、站内信息机、电子药柜、病历管理、药品管理。

（2）虚拟药房（虚拟现实体验）：通过虚拟现实技术将实体药店搬进课堂中，学生在课堂中体验沉浸式的教学，有助于了解药店工作相关场景，增强学生就业能力。

本系统基于互联网技术，设置了训练、学习、测评技能操作三个不同的功能模块，满足了教师教学、学生自学、综合考评的多项要求。本系统利用虚拟现实及人机交互技术，营造一个形象逼真的药房场景及环境，通过“角色扮演”模拟真实，通过情境化平台，让学生模拟感受角色任务，并完成任务。系统以实际的药房互动模式为参考，对患者病症、所需药品进行模拟，可让操作者更好地掌握基本常见疾病判断，强化对不同药物、药理的理解，进而培养学生医学服务素养，提高其就业竞争力。

2. 虚实结合药物产业链技能训练系统　主要分为：中药前处理、药品生产[药品生产管理规范（GMP）车间]、GMP发展历程、标准化操作规范等的交互式仿真教学，并首次实现了全自动化、专业知识点覆盖的电脑三维仿真操作、考核。虚实结合智能教学训练系统设置了教学、练习、考核三个不同的功能模块，分别满足了教师授课、学生自学、综合考评的多项要求，开创了“统一资源、多向仿真”的新模式。

（1）虚实结合智能教学训练系统：是在虚拟现实技术平台上，利用虚拟现实、增强现实及人机交互技术，营造一个形象逼真的具有情境化的药物制剂专业训练设备及环境。本系统融合了现代药物制剂生产工艺、GMP、药物制剂设备、岗位标准化操作、药品生产过程质量控制，以及车间管理、药房等内容，适用于药学类、制药技术类高职高专，药学、制药工程等专业本科及研究生的教学，以及制药企业员工培训等。

（2）图文并茂的课堂教学：教学模块专门针对讲解的难点进行了设计，为工艺流程讲解、复杂设备结构说明、管理知识的教授提供了动画演示、三维演示、影音文件、图片说明等各种工具，对相关资料进行了深层次的加工和表达，较好地达成了图文并茂、生动活泼的课堂教学目标。因此，该模块可以作为教师备课的参考资料、教学课件或课件素材库，学生自学的教材等。

（3）“角色扮演”模拟真实：通过情境化平台，让学生模拟岗位角色，感受角色任务，并完成任务的全部过程。该练习模块力求真实地模拟这个过程，对每个仿真“角色”的工作内容进行了细致深入的分析，包括所需读写的工作文件、管理单据的使用、关键操作流程的重复、取样、检验、安全、清洁清场流程等，让学生得到全流程的技能训练。

（4）全面互动的情境化场景：系统以实际的药物制剂生产线为参考，对生产设备、生产场景进行了增强现实/虚拟现实的模拟，并允许操作者对虚拟设备进行自由地旋转、拆分、放大，以及进行机械操作、电控操作等仿真互动，让教师和学习者都能够充分地发挥主观能动性，增加教学的兴趣和提高有效性。

（八）中药学（中药鉴别系统）

中药鉴别系统是以《中华人民共和国药典》一部为蓝本，按中草药的药理功效分类（21 大类），共收录 530 味中草药，图文并茂地展示每一味中药的来源、产地、性状鉴别、药理作用、性味归经、伪品、显微切片等，本系统还可安装在移动设备端随身携带，随时随地学习中草药知识。并应用全息影像技术，来展示中草药生长的过程、形态，特别适合应用于各种场馆的实景教学。教学生动而形象，海量中药库触手可及。

本章小结

基于虚拟现实技术的技能培训方法手段正在兴起，其应用也终将会扩展至医院技能培训的各个方面，并可能由此引发医院技能培训教学思维的变革。

新建的医院技能培训机构要认清虚拟教学技术的发展趋势和价值，重视虚拟教学体系的规划设计，关注虚拟训练产品的应用进展，努力将已有的虚拟教学技术引入培训机构，同时要积极参与医院技能训练其他领域虚拟训练设备的研发工作，为建设“学研用”一体化的高水平医院技能培训机构奠定基础。

本章彩图请扫描下方二维码

第十一章　医院技能培训机构组织管理

本章讨论的组织管理，主要是指培训机构在现行管理组织架构和现有岗位及其权责设置的基础上，如何加强成员间协作配合，共同劳动，高效实现机构建设目标的过程管理。通俗来讲，其所指就是机构的日常工作，但却十分重要，因为前几章关于课程体系、师资队伍、教学条件建设等重要工作任务能否顺利完成，机构运行管理目标能否如期实现，关键靠落实，成败在细节，体现于日常。

本章交流的核心问题是培训机构组织管理能力究竟如何才能得到提升，讨论的内容虽然较多较具体，但仍不足以触及培训机构日常工作深层次的方方面面。在观念上，我们觉得培训机构的日常管理工作应当以引领为主，监管为辅。注重引领，至少需要做到一个“有力”（领导力）、一个“清晰”（计划目标）；加强监管，至少需要保证一个“完善”（管理体系）、一个“严明”（制度体系）；在此基础上，培训机构成员才可能经过长时间的协作、磨合，逐步达成工作上的默契，树立起统一的价值观，最终结晶出“团队精神”，从而最大限度地持久激发机构成员的工作热情和创造潜能。

第一节　提升机构管理者的领导力

在“医院篇”中，我们建议了医院技能培训机构专职管理岗位和管理人员的设置方案及机构主任负责制的管理机制。在本篇师资队伍建设章节中，我们将机构主任视作培训机构建设发展的领头羊、带头雁，要求机构管理人员必须同时担任培训教师，并将其列为师资队伍培养的首要对象，因此，培训机构各级各类管理人员必须充分认知自身承担的重大责任，自觉努力提升自己的领导能力，主动充分发挥岗位的引领作用，这对于培训机构的长远建设发展极为重要。

一、机构主任领导力提升

关于领导者的核心能力，已有很多的论述，概括起来不外乎信念坚定、富有激情的感染力，激励他人、乐观向上的影响力，思路清晰、思维前瞻的决断力，善于协调、果敢坚决的组织力，善于倾听、德才兼备的凝聚力等几个方面。关于领导力提升的培训班随处可见，但不管是理论课还是所谓的实战课，其培训效果往往都难以界定，因为受训者的个体情况和需求总是不尽相同，而且几次培训就能提升领导力的说法本就很不现实。

主任是培训机构内部组织管理和业务建设发展的第一责任人，主任管理任务繁重需要助手时，或需要为现任主任储备接力者时，培训机构需要配置副主任。从我国医院技能培训机构建设的现实状况出发，我们评价机构主任（副主任）领导力的标准不能过于求全责备，目标也不能过高。在选拔和培养机构主任（副主任）时，我们有必要将用作评价指标的领导力核心要素区分为已定型、可改进两个素质类型。已定型素质主要包括个人韧性、责任感、宽容心、洞察力、主动性等内在力量，一经形成往往难以改变；可改进素质主要包括自信心、协调能力、社交能力、前瞻性、影响力等外显力量，这是可以随着工作推进、经历累积获得提升，或可以借助于其他方式进行弥补的素质。前者主要用于机构主任（副主任）的选拔，是其任职必须具备的素质；后者则是提升机构主任（副主任）领导力的具体努力方向。

新建的医院技能培训机构犹如一张白纸，等待绘就蓝图，虽可风光无限，却也下笔艰难。在全心全意、一笔一画创建的过程中，机构主任（副主任）要把自我建设摆进去，有意识地寻求个人身心付出和自我成长收获之间的平衡。在认识上，就是要理解个人领导素质有可改进之处和改进之途；在执行上，就是要将领导素质提升与实际工作推进相结合，学思交融，内外兼修。

1. 持续内化“培养医务人员，造福广大患者”的坚定信念，有意识地将信念外显于个人的言行举止。

2. 全心投身培训一线工作，经常反思自己的工作精神风貌，让热情饱满成为个人在培训活动中的常态。

3. 经常梳理和总结培训机构业务工作经验，有意识地去主动宣传推送，从中汲取提升沟通协调素质的养分。

4. 将获取工作实绩及项目类的成果规划为个人和机构的共同发展目标之一，用成就培育气质和自信心。

5. 在处理机构日常事务过程中刻意锤炼自我。大事讲原则，小事讲感情，努力提升社交能力和影响力。

6. 关心政治形势和行业政策，关注医学教育、医院管理、医疗技术进展与趋势，与时俱进，拓宽视野。

二、机构其他成员领导力提升

医院技能培训业务领域宽泛，其全面发展依赖于各门课程、课程模块及课程群的教师与其小组卓有成效的工作，而教师积极性的提高与维持则离不开机构专职管理人员的组织和激励。因此，机构专职管理人员及教师小组负责人都需要提升对相应工作的领导力。

机构其他成员领导力建设的要求不同于机构主任（副主任），其内容需要更加紧密地结合培训一线的具体工作。在从基层扎扎实实起步，培养基本领导力素养方面，机构其他成员至少需要注意以下几个方面。

1. 珍惜每一次负责小组工作的机遇，学习巴林特小组活动的精髓，在领导小组活动的实践中提升能力。

2. 勤学苦练更多相关的医院技能，力求一专多知、一专多能，牢记掌握真本领在前，用于培训在后的道理。

3. 努力培养较广泛的兴趣爱好，保持乐观向上的心态，在与各类教师共同工作的过程中体会到乐趣和收获。

4. 尽早制订与机构发展相一致的个人职业发展规划，全方位提升学历与能力，积极、健康、稳步追求进步。

5. 向领导和优秀教师学习，从言谈举止到学识修养，都要有较高的标准要求，不随性而为，也不刻意而为。

6. 执行有力，追求卓越，严格自律，积极进取，竭尽全力做好本职工作，用百分之百的付出换取更多收获。

第二节 增强机构工作的计划性

计划是管理的基本要素，包括目标及其实现方案。简单来说，就是明确目标任务（做什么）、措施策略（怎么做）、任务分工（谁来做）和完成期限（何时做）。管理的计划性，贯穿于培训机构实现近期、远期目标的各个阶段，其水平能够反映机构的整体领导力。

按照本书规划设计医院技能培训机构的思路，可将培训机构重要工作计划概括分为三类，即 3～5 年工作计划（与主任聘期一致）、年度工作目标及大项工作方案。这三类工作计划均顺应于机构规划设计方案的宏观指引，都包含四个基本要素，但目的、范畴、内容与可操作性等均有显著区别。研究并做好这三类工作计划，是提高培训机构组织管理水平的基本要求和重要途径。

需要说明的是，作为实行主任负责制的技术业务部门，医院有权利和义务检查培训机构的各类工作计划，但检查重点应该放在计划的实质内容上，而不必对其文本形式等提出刻板要求，因为这些计划终须出自执行者，应有自主性和一定的灵活性。

一、机构建设 3～5 年工作计划

培训机构建设发展 3～5 年工作计划由机构主任亲自制订，用以阐述机构主任在聘期内引领机构发展的工作目标与思路，必须得到医院认可，并将作为医院监督、评价机构主任工作效率与效果的依据，其影响将波及机构的每一个人甚至每一项工作。

（一）制订机构建设 3～5 年工作计划的难点及应对方式

医院技能培训机构不同于医院内部的一般临床业务科室，后者通常只是医院医疗业务体系的一个单元，其发展目标、进度计划已由医院医疗业务体系建设总体规划方案所规定，其自主性建设发展的空间有限。而医院技能培训机构和医院某些重点学科或专科技术中心一样，具有高于一般临床业务科室的建设地位和发展要求，有必要针对自身建设发展特殊目标专门制订 3～5 年工作计划。当然，医院技能培训机构的建设基础、业务性质及人员构成等都明显不同于医院的重点学科或专科技术中心，制订该计划存在以下特别的难点：①机构主任通常为业务出身，管理经验往往不足，对中长期计划制订流程与规范了解不深。②机构主任虽然参与了培训机构的规划设计工作，但全面吃透医院发展战略需要一个过程。③缺乏可供参考的第三方经验，过多参考医学院校技能中心规划方案会偏离医院建设目标。④机构主任需要时间去充实医学教育和技能培训的知识与经验，起步阶段难以看清未来愿景。⑤面对聘期内工作效率与效果考核，机构主任难免会有所顾虑，可能影响目标的难度设定及具体方案制订。

上述难点问题的产生，源于医院技能培训机构建设任务的挑战性和机构主任履职新岗位能力尚待提升的现实性，对此，医院和机构主任需要进行充分的沟通，并保持足够的耐心。当然，作为计划的制订者和执行人，机构主任需要付出更多的努力，积极调整心态，尽快补齐短板，以制订出更高水平、更加科学的 3～5 年工作计划。①主动与部门、医院有关领导交流，全面了解和学习医院长期发展战略规划，深刻理解机构建设规划方案的精髓。②视医院技能培训工作为毕生事业，树立信心，坚定决心，加强自我激励，全身心投入一棒接着一棒的建设工作。③加强理论学习，学以致用；加快实践探索，学用结合。由近及远，从微观到宏观，聚焦于本职，积极创新思考。④关注经济社会发展进程中不断涌现的新技术、新业态，学习借鉴其他行业、企业的成功经验，移植于机构建设。

（二）机构建设 3～5 年工作计划的内容

3～5 年的时间不算短，也并不长。机构起步建设的 3～5 年，理应是一段充满激情的金色时光，其间机构建设方方面面、大大小小的业务都应该启动、推进并小有所获，其中能够部分达成或全面实现，且未来会持续体现价值的工作即是 3～5 年工作计划的重点内容。当这些工作落地之时，就应当可以或隐或现地窥见机构的未来。

当然，各个医院的院情与愿景有别，其所属技能培训机构的规划方案及与之呼应的机构建设 3～5 年工作计划内容也就各不相同，不便统一。据此，本文仅就后者的设计思路和要点简单予以讨论。

1. 计划目标

（1）设计思路：紧扣所在医院技能培训机构规划的内涵指标（如本书医院篇所述的四大方面、六项内涵和52条指标），梳理归类，汇总整合，区分轻重缓急，设定计划目标。

（2）要点

1）突出事务性：每条目标的文字都需精练，但必须清晰反映拟做工作的核心内容，其强调的是“事务”，而不是“成绩”。

2）体现概括性：每条目标都不是孤立的某一件工作，而是一系列工作的整合，由此概括出来的目标数量不多，指向更清晰。

2. 计划事项

（1）设计思路：将足以支撑每条目标的一系列工作梳理出来，理清其具体内容和预期目标或质量标准，再按照大小有别、先后有序的原则，逐条罗列于所属目标之下。

（2）要点

1）体现关联性：培训机构开展的各项工作之间均有联系，但某一计划目标之下系列工作之间的联系更加紧密，具有利益、逻辑上的关联性，统筹推进能取得事半功倍的效果。

2）强调写实性：对计划事项要作直白、如实的陈述，拟达到的数据或质量评价标准必须清晰具体，不能含糊。

3. 计划策略

（1）设计思路：对达到目标的具体事务进行模拟推演，形成最佳的执行方案和计划方案，再相应地安排执行者和参与人，并指明其中的重要路径或实施技巧。

（2）要点

1）抓住关键点：完成具体事务需要看清其中的难点并直面它，由此才可能找到攻克难点、全面取胜的巧妙手段或路径。关键点不是难点，关键点在难点之外。

2）增强预见性：计划只是对未来工作的想法和超前规划，虽然说计划赶不上变化，变化赶不上现实，但是变化也可作为计划的一个部分，在计划中给出预判和预防。

4. 计划时限

（1）设计思路：认清整体有序推进才可能事半功倍的道理，按照宁紧勿松、效率至上的原则，确定各个目标及其所属各项具体事务的完成时限。

（2）要点

1）体现约束力：目标完成的时限一经确定，就只能提前不能延后。具体事务的启动时间一经确定，就不可延后执行，也不应轻易提前。

2）保留灵活性：计划时限的灵活性主要体现在目标达成的时限与最迟完成的具体事务的时限之间间隔时间的长短上，该间隔时间预留越长，计划时限的灵活性就越大。

（三）机构建设3～5年工作计划内容的设计示例

【示例一】

目标：基本技能训练课程建设与质量完善。

完成时限：3年。

具体事项：

1. 临床基本技能训练课程建设与质量完善

×年×月～×年×月

××老师负责。

标准要求：满足住院医师（专科护士）基本技能培训的全部需求；培训课程资料完整规范；用于计划性培训3批次；受训学员满意度达到100%。

2. 运营管理基本技能训练课程建设与质量完善

×年×月～×年×月

××老师负责。

标准要求：开设运营管理基本技能训练项目不低于60项；培训课程资料完整规范；用于计划性培训3批次；受训学员满意度达到100%。

3. 工勤保障基本技能训练课程建设与质量完善

×年×月～×年×月

××老师负责。

标准要求：开设工勤保障基本技能训练项目不低于40项；培训课程资料完整规范；用于计划性培训3批次；受训学员满意度达到100%。

主要策略：

（1）申请专项资金。

（2）主任组织运营管理、工勤保障技能训练部分教师，通过3个月的理论学习、实践调研，形成一个初步的建设方案。

（3）主任组织运营管理、工勤保障技能训练核心教师，外出参观学习，随后完善建设方案。

（4）1年内完成《××医院临床基本技能训练教程》编写任务。

【示例二】

目标：改革技能训练教学方法。

完成时限：5年。

具体事项：

1. 撰写《医院技能训练教学方法学习研究报告》

×年×月～×年×月

××老师负责，××老师参与。

标准要求：对相关教学方法作全面汇总；突出各种教学方法的具体实施条件、方法步骤和优缺点比较，对培训教师运用相关教学方法具有较强的指导价值。

2. 发布《医院技能训练先进教学方法运用与改革》申报指南，自立教改项目

×年×月～×年×月

××老师负责。

标准要求：立项项目达 5 个以上，以应用成果为结题主要评价指标，2 年内如期完成。

3. 组织技能训练教学方法竞赛活动

×年×月～×年×月

××老师负责。

标准要求：每年组织 1 次；每届决赛参赛项目不少于 10 项。

4. 围绕技能训练教学需求完善设施设备

×年×月～×年×月

××老师负责。

标准要求：按需配置设施设备，所添置设施设备的年使用时数大于 300h。

主要策略：

（1）申请专项资金。

（2）推动医院将获批教改项目、竞赛获奖等，增设为与晋职晋级等挂钩的激励政策条件。

（3）主任必须申报、参赛，并对其他教师参与教改课题申报、竞赛等给予扎扎实实、点对点的鼓励与帮扶。

（四）机构建设 3～5 年工作计划的表述

机构建设 3～5 年工作计划构思之日，即是计划执行工作开启之时，而非计划定稿之后再谈如何落地。毕竟该计划涉及面太过宽广，想要如期、全面、顺利执行完毕，必须要得到医院各级领导的高度认同及医院广大员工的支持参与。为此，机构主任需要在计划的表述方式上做文章，必须在计划的宣讲沟通上下功夫。

1. 计划文本主要版式类型 “一个计划，三个版式”，这是值得机构主任借鉴的计划制订工作方式。所谓三个版式及其要旨大致如下。

（1）构思稿（意愿版）：用于简洁明了地陈述机构主任 3～5 年主要工作目标愿景及其达成路径。目的在于促使主任“心中有数”，关键在于主任能否“看清看准”。撰写时，可以抱有不管行不行，只管好不好，什么目标都去追，一心做成不管不顾，逢山开路遇水搭桥的积极心态。

（2）讨论稿（论证版）：主要供医院领导审阅使用，关键在于叙述的条理要清晰，逻辑要严谨，表述要直接。须以容易被领导理解支持为要，力求把事情讲“清”，把道理讲“透”，把成本讲“准”，把效益讲“实”。通俗来讲，就是在撰稿时不仅不忘目标愿景，同时要顾及脚下道路，在实事求是基础上坚守信念，力求做到“果真逢山遇水，确实有人帮开路，有人愿搭桥”。

（3）发布稿（简洁版）：该版本文字不多，内容简洁，用于医院内公告他人，让大家依计行事，需做到慎言笃行、文本规范。

2. 不同版式计划文本要点 同期制订，可节约人力成本，提升计划科学性；分类使用，能增强计划操作性，便于文件获得认可与顺利通过，这是“一个计划，三个版本”工作方式的用意所在。当然由于三个版本要旨不同，其计划文本的内容和表述方式也会有所区别，其要点如下。

（1）文本内容区别：构思稿（意愿版）的格式最为简单，主要内容包括目标及其达成路径两个部分；发布稿（简洁版）包括前言、目标、具体事务、时间进度、责任人、发布日期等；讨论稿（论证版）在发布稿（简洁版）的内容基础上，需在每条目标之下另增“主要策略”及“背景依据”两个条目。

需要注意的是，构思稿（意愿版）尽管非常简练，但其中达成路径的内容可能会多于其他版本的相似条目。因为，有一些策略性的路径举措可能比较敏感，并不便于在执行之前告知他人，这是机构主任作为计划设计者和执行者责任担当、务求必胜的合理之举，也是讲究战术、领导有方者的必然之策。

（2）文本表述建议：关于文本表述，不同的人会有各自的思维方式和写作习惯。下面我们仅对三个版本中具有特殊性的内容予以简单分析或给出格式示例，以供参考。

构思稿（意愿版）中达成路径表述示例：抓住医院××机遇，利用××条件，借助××支持，在具备××条件前提下，立即安排××启动××工作，继而从××、××、××等几个方面，先做××，后做××，再做××，同时在××、××环节加大监管和奖惩力度，要求××、××工作分别达到××、××标准，确保医院及机构在××、××、××等方面获益，从而相继实现××、××、××等几个阶段目标，最终达成××目标。

讨论稿（论证版）中的特殊性内容含“主要策略”和“背景依据”两项，前者在上文已给出示例。至于“背景依据”，其内容一方面是指计划中“目标及其具体事务”设定的背景；另一方面是指计划中“主要策略”设计的依据。两方面内容具有逻辑关联性。“背景依据”的表述须“把准一点”（立足点）、“讲透一性”（必要性）。所谓立足点，是指计划与路径的设定始终牢牢站在医院发展的角度，而不是促进医院外部社会进步的角度，或仅仅局限于机构自身发展的角度。所谓必要性是指计划设计的“主要策略”都是达到目标必不可少的条件，需要得到充分满足。在文字表述上，立足点的“准”必然建立在内容之“实”的基础上，必要性的“透”则字不在多，而在能否切中要害。

发布稿（简洁版）与其他两个版本相比，其前言需要更加注重反映医院外部相关业务的发展现状、趋势，以及医院内部开展该业务的决心和要求。前言之外其他内容的用词及文本格式等同样必须更加规范，能够达到作为医院内部官方文件，由医院正式发布的标准。

二、机构建设年度工作目标

机构建设年度工作目标是在机构主任统筹下，由全体成员共同确定的，用以展示、提醒机构全体成员年内必须完成的具体任务。针对医院技能培训机构的特点，我们不建议以文件形式表述其年度工作目标（菜单格式即可），也不建议每条目标都强求提前明确责任人，但是，机构全体成员对于每个目标的内容及其评价标准都必须明明白白，了然于心。

（一）年度工作目标类型

原则上，机构计划年度内完成的各项工作都可以设定为年度工作目标，因此，为了便于管理有必要对其类型做出界定。

按照目标任务来源，可分为医院规划或机构建设3～5年工作计划来源的阶段性（年度）目标和其他目标。

按照目标任务成果归属，可分为全员性、组团性、个人性目标。

按照目标任务性质范畴，可分为业务技术、基础建设、市场运营、组织管理、文化建设等类型。

依据上述方法或其他方法对年度工作目标进行的分类需要联合应用，即在每一目标之后标注其所属的单个或多个类别，以资区别，但该区别并不意味着在执行时可以有的重视，有的疏忽，作为医院内部学习型组织的先行者，培训机构所有年度目标一经议定，就必须全面实现，不留余地。

（二）年度工作目标管理

由机构全体成员共同参与制订年度工作目标，再将不同性质和层次的目标融为一体，建立目标锁链和目标体系，这种做法呈现了以目标为导向、以人为中心、以成果为标准的特点，与现代企业目标管理模式（责任制）不谋而合。按照“目标管理法”的设计，机构成员在承诺目标和获得授权之后，就应该在工作中展现自觉、自主、自治的精神风貌。但是，这样的天然蕴含效果并不是自然而来的，它还离不开人为有意识的管理。对医院技能培训机构来说，其年度工作目标管理还需特别强调以下两点。

1. 抓好档案建设 目标既定之后，最重要的就是步伐坚定走好脚下路。但是，目标最终能否顺利达成，不仅取决于责任人如何执行，还取决于机构如何管理。抓好档案建设，就是抓住了“过程管理”这一核心，而且更容易被理解，更容易去实施。采用该策略，需注意以下两点要求。

（1）逐一建档：每个年度工作目标，都必须建立一个专门档案，档案号为“年度+菜单序号”，档案盒集中统一保管，但要方便执行人的使用。档案内的材料编号，由执行人根据具体情况决定。

（2）及时存档：工作资料及时存档是机构成员需要养成的职业素养，它意味着执行者对其所做工作有着深刻的理解和深厚的感情，推动工作既倾心又善行，未来可行稳致远。及时存档，还意味着原始资料能够得到更好保存，这是其史料价值之核心所在。

2. 完善考核方法 各家医院都会组织科室、部门开展年终总结与表彰工作，其内容主要包括相关指标分析、书面总结报告、PPT 汇报等。这种考核方法存在一些短板。例如，工作评价只管结果不问过程，评价指标偏少；汇报时间短，容易应付，成绩谈得多，问题讲得浅。

上述方法显然不适于学习型医院技能培训机构年度工作目标的考核，也与前述抓档案建设，促“过程管理”的策略不相吻合，建议采用审核评价与交流研讨相结合的方式进行考核，其要点如下。

（1）审核评价：材料审核由年度目标负责人共同完成，可分组交叉进行。审核材料主要是目标工作档案，辅以目标工作总结。过程评价主要采用以下四点标准。

1）建档是否及时：在查看档案材料形式的基础上，在评价组与档案管理员、其他同事及负责人交流核实的基础上，给出一致性意见。

2）材料是否翔实：评价组成员各自审核材料，并经回顾性调查核实后提出各自意见，合议后形成共同认可的具体意见清单。

3）方法有无新意：做法同上。

4）目标是否达成：评价组在审核资料、调查核实的基础上，经过合议给出（审核评价）是否合格的一致性结论。

上述审核评价的组织方式具有务实、客观的特点，过程比较公开、透明，由此得出的评价结果和结论易于获得机构及被测评人的双方认可，更有利于提高被测评人及机构整体的业务工作能力。

（2）交流研讨：年度工作目标交流研讨会需要体现学术性，为此，交流研讨会可与其他相关学术会议、培训班或“机构建设与质量管理委员会”年会一并举办。交流研讨会可邀请国内外知名专家参与，交流议题（年度工作目标任务）可根据性质划分成多个版块，其汇报的时间长短需要控制，但交流讨论的时间长短可以放宽。

汇报时，目标负责人可就任务达成情况及审核评价有关疑问进行自我评价或解释。交流研讨结束后，由考核组综合审核评价意见和交流研讨结果，共同给出通过或不通过的最终结论，并将所发现的问题及改进建议反馈给负责人。

上述“审核评价+交流研讨”年度工作目标考核方式的组织并不复杂，成型之后更易执行。与一般的年终考核方式相比，考核组的工作量会增大，而被测评人准备材料的工作量会减轻，但大家共同思考、学习的收获会更大。

三、机构建设大项工作方案

机构建设大项工作主要是指相对复杂、重要的专项工作，也包括虽不复杂但会经常性开展的工作，涉及业务技术、基础建设、市场运营、组织管理、文化建设等方面的工作。将大项工作方案列为培训机构重要工作计划的三大内容之一，目的在于引起机构对于认真制订大项工作方案的重视，不断提高其科学性和可操作性，以便在之后处理相关工作时可直接用作参考，持续发挥节约人力成本之功效。

机构大项工作方案，可以以××方案、××计划书、××部署、××通知或××要点等形式出现。其题目需包含组织单位、工作内容和计划时限等，如“××组××年××课程建设实施方案”；其内容一般包括工作目的和要求、工作项目和指标、实施步骤和措施等，也就是为什么做、做什么、怎么做、做到什么程度；其用词造句必须清晰准确，毫不含糊。

大项工作方案在每次实施之后，都必须及时进行总结、修改，制订事后修改1版、2版……，以便后续开展同类工作时更易于参考或沿用。这种管理要求可避免出现每次开展同类工作都“另起炉灶”做方案，令管理人员陷入文山会海，致实质性工作遭受拖累的糟糕局面。

第三节　推动组织体系高效运行

本书医院篇第四章讨论了医院技能培训机构的管理组织体系架构（图4-2）。该体系按照行政管理、业务建设两条途径，对决策、管理、执行三个层级的工作任务进行了区分。现实中，各医院情况可能不同，其管理组织体系的设计也会有所区别，但都以保障相关工作顺利开展为目标，不过效能如何还需经过实践的检验。

在培训业务持续推进和机构建设不断深化的进程中，机构管理组织体系设计或运行方面难免会出现这样那样的问题。此时，就需要客观分析问题，对照该组织体系的设计原理去查明原因，再努力予以完善，唯有如此才能促进该组织体系始终高效运行。

一、理解组织体系设计的原则和思路

组织体系是为了完成团队使命和战略目标，必须实现人与人之间分工合作而组成的责任、权力、利益关系系统，精简、高效、制衡是其设计的基本要求。其设计时需遵守的共同原则如下。①系统整体：组织的目标必须明确，组织的人员、岗位、权力、责任及信息联系等要素必须齐全，能保证组织结构的完整性。②指挥统一：领导权必须集中，管理链条完整，管理层级职责权限清晰、各行其是。③权责对应：各岗位、各部门不能有权无责或有责无权，必须有权必有责，有责必担当。④有效管理：管理层次（等级）划分必须科学。在医院技能培训机构建设起步阶段，管理幅度大的扁平化结构往往更为合适。

当然，培训机构建设最需要的是人才，因此在引进或使用特殊人才时，也需要遵循“因事设职与因人设职相结合”的原则，即针对专门人才可灵活设置其岗位、职务。

上述原则能否在医院技能培训机构组织体系设计时得到充分体现，首先取决于其设计流程是否为“由下而上”，因为只有立足于培训机构，才能看清其建设需求，继而按照如下思路（步骤）及要点做好其组织体系设计工作。

（1）定职能结构：从机构出发，向下需要抓好生产，向上需要被高效管理。定职能结构，就是理清机构在两条线上的参谋、沟通、管理和服务等工作需求，给出职能部门或岗位设置的应对方案。其要点在于需求研究是否全面、系统。

（2）定层次结构：在医院内部，培训机构主要是一个生产部门，但又兼具较大的行政权，因此，其在医院组织架构中列入哪个层次，其内部设置采用三个层次（上层、中层、下层）还是两个层次，都必须加以思考。其要点在于层次设计是否简洁、优化。

（3）定部门结构：医院行政部门结构设置有其通行做法，但并非不可改革。医院学术性组织（如委员会）的设置具有较高灵活性，培训机构所属部门、组织的设置也是如此。上述各类部门的结构如何设计，必然会持久地影响着培训机构的建设和发展。其要点在于部门设置敢不敢整合、创新。

（4）定职权结构：部门结构确定之后，即需明确其权力和责任方面的分工及相互关系。职权结构设计的基本要求是权责明晰，特殊要求是以权责界定去弥补部门结构设计可能出现的某些问题。其要点在于加强协作与重视监管的有机统一。

事实上，上述组织体系设计的思路（步骤）在现实工作中很难得到完整实施，这不仅仅是因为已建成的医院内部机构已经设置完毕，还在于“视技能培训业务为医院发展核心竞争力”的理念并非那么容易落地。但是，技能培训机构作为新建单位，其内部组织体系虽不复杂但仍需设计，与之业务关联的其他部门的职权结构也还有调整的空间，因此，机构主任仍有必要理解上述组织体系设计的原则和思路（步骤），这样才能在遭遇现实困境时懂得从组织体系等方面查找症结，并有效地与决策层、管理层沟通，促使相关问题得到根本性解决。

二、理清组织体系设计的现实需求

如前所述，理清技能培训机构建设的需求，是构建与改进其相关组织体系的前提，但在建设伊始就要求机构主任或医院领导全面理清该需求，这显然并不现实。为此，我们仅就一般培训机构建设基本需求的类别与处置要点进行简单讨论，以供参考。

（一）区分需求类别

区分机构建设需求的类别，可以采用多个不同的标准。用多个不同的标准同时衡量某一项需求，有利于看清该需求的本质，确定该需求的处理思路。

1. 按照需求的主要提出方，可将其分为机构单方面提出、医院单方面提出、医院与机构共同提出三类。例如，机构向医院表达了“举办区域内医院员工技能竞赛”意图，医院可能会强烈支持，也可能不冷不热，如果医院强烈支持，举办竞赛的相关需求有望归为医院与机构共同提出类，否则就属于机构单方面提出类。

2. 按照需求所属业务范畴，可将其分为技术建设、基础建设、设备建设、运营管理、组织建设、文化建设等类别，不同类别需求所对应的主要职能保障部门各不相同。例如，“调整绩效”的需求应归为运营管理类，但与保障其他类别需求的职能部门存在着诸多工作上的关联性。

3. 按照需求的服务面向，可将其分为面向院内服务、面向院外服务、院内外共同面向服务等类别，每个类别还可再细分为面向在校生、毕业后培训学员、继续医学教育者及其他人群等小类。不同服务面向的工作给医院带来的经济社会效益可能差异显著，相应需求的设计与预期效益两者之间要能够匹配。

4. 按照需求的具体内容，可分为人、财、物需求，政策性需求，情感性需求等类别。例如，培训机构拟开展内部试训，会提出“请医院多部门、科室员工参与”的需求，满足该需求并不需要增加人财物的固定投入，但必须获得上级的批准、部门和科室的配合及多数员工的理解，因此该需求可归为政策性与情感性需求类别。

5. 其他基本的分类标准包括：计划内或计划外工作需求、基础性或发展性工作需求、临时性或持续性工作需求、重点或一般工作需求、紧急或常规工作需求、简单或复杂工作需求等。不同的人，看待培训机构具体工作需求的角度不一样，关注点和评估标准也不相同，但都很重要。

（二）客观分析需求

医院技能培训机构体系化建设任务重、难度大，需要在全院上下的大力支持和通力协作之下才可能较快达到目标。培训机构在实施工作的选择上拥有较大的自主权，但工作实施过程中遇到的各种需求却无法完全靠自身去解决。对于这些需求，培训机构必须开展深入、客观的分析，准确衡量其必需性和可能性，以甄别其中真正高价值的需求，继而在现行或完善之后的组织体系框架内竭力令其得到满足。

1. 必需性分析 是站在培训机构的角度，去判断某个需求是否为某项工作达成结果必不可少的条件。分析必需性时需注意以下要点。

（1）开阔视野：分析需求，不可就事论事，某个需求或许确系达成某事必不可少的条件，但如果该事本身并非紧要，则其需求也就可有可无。看待障碍，要用发展眼光，不可陷入纠结，放宽视野才懂得及时绕行，也才可能发现更好的路径。

（2）强调自足：开展工作，不谈需求是不现实的，但如果太过看重条件需求，甚至一味地“等靠要”，则必然难成其事。诚然，完成任务取决于过程，但“追求过程顺达”并非目的，能成功到达终点才是硬道理。因此，在完成任务的过程中，我们要牢记其第一要素是“人”而非其他条件需求，并努力地激发机构成员的奋斗精神和创造潜能，最大限度地做到自力更生、自给自足。

（3）深入实践：开拓医院技能培训业务，需要理性思考，但更离不开实践探索。深入实践之后，我们会发现某些看似必不可少的需求（如某些教学设施设备），其实并非不可或缺，而一些没被意识到或看似无关紧要的需求（如同事间沟通交流场所）其实更加关键。

（4）实事求是：培训机构提出工作保障条件需求时，应淡化个人和小集体的利益，本着服务医院、服从大局的态度，谈问题不失真，谈需求不夸大，实事求是地予以报告。

2. 可能性分析 是从管理部门的角度，换位思考，推断某个需求被认可并获得全面支持的概率大小。分析可能性时需注意以下几点。

（1）加强沟通：机构专职人员要熟知医院发展规划和工作动向，要有意识地加强与医院职能部门之间的沟通，真实了解各级管理者的想法，要立足于客观事实研判需求获批的可能性，不可主观臆断。

（2）熟悉流程：不同的需求，所走的申请流程或批准层级可能不同。理清某个需求申请办理的具体流程，才能针对性地开展事前交流，准备相关材料，也才可能基于办理流程预判其获批的可能性。

（3）理性坚持：技能培训只是医院的一项业务，而不是全部，因此培训机构分析自身需求获批的可能性时，必须保持理性，正确对待结果。同时，对于机构建设发展过程所遇瓶颈问题的解决需求方案，或开展前瞻性重大工作的支持需求方案，不管其获批的可能性如何，机构都有义务系统、清晰地进行阐述，并及时提交正式申请，因为“批不批”是一码事（未批，视为“缓做”），“提不提”是另一码事（不提，等于“未做”）。而从发展的角度来看，今天不具备条件，不代表未来仍会如此，因此要坚信那些重要、关键的需求终究会得到解决。

三、推动组织体系的高效运行

建立组织体系的目的：一是通过分工提升工作的专业化水平和效率；二是通过体系协作产生更强大的力量。高效的组织体系，离不开科学设计，也离不开长时间的实践磨合。多数医院技能培训机构需要在医院原有管理组织体系内运行，虽然其业务性质比较特殊，但专门进行体系设计改造的空间不大。在此，我们强调培训机构管理人员必须理解组织体系设计的原理和思路，理清机构建设发展的关键需求，其目的就是要引导“操作者”（培训机构）去熟悉这个体系，多用这个体系，让该体系相关功能的磨合更好，更能为己所用、服务于机构，也更能为院所用、监管好机构。

（一）体系运行状况的研判

培训机构推进工作的过程中，可能会遇到和管理部门沟通方面的一些问题，如果处理不好可能会给机构业务或机构人员情绪带来或多或少的影响。当问题较多或发生较频繁时，机构主任就有必要及时跳出事务纠缠，对相关管理组织体系的运行状况开展一次研判，以查找症结，寻求对策。

1. 分类评判 前文介绍了培训机构工作需求分类的多种方法，按照该需求分类方法开展分类评判，有利于理清思路。

在诸多分类方法中，根据谁是需求主要提出方的分类方法最适合用于体系运行状况的研判。其中，观察执行“医院单方面”下达任务所提需求的办理状况，可研判有关组织体系的执行力；观察“机构单方面”拟办工作所提需求的办理状况，可研判有关组织体系的专业能力。当然，以该分类方法为基础，联合其他需求分类方法开展多维度的观察，可以获得更客观、更具针对性地评判结果。

2. 评判指标 评判与培训相关的组织体系运行状况，不能仅凭印象，简单地将办事过程中所获“态度生硬”“推诿搪塞”等主观感受视作评判指标，而是要以结果为导向，客观评判其运行状况。其中，效率、质量是两个最重要的综合指标。

（1）效率：办事效率是指某件事项办理终结所耗费的时间长短。在事项办理进程中，各类意见反馈及时与否也是一个过程性评价指标。根据办理事项的难易程度，其衡量时间单位可以是日、周或月。

对培训机构既往一段时间各类申办事项办结的效率进行统计，可以较为客观地反映相关职能部门履职尽责、专注负责的状况。在完成“医院单方面”下达的任务过程中，如果培训机构提出的合理需求办理效率过低，有可能提示相关职能部门的执行力存在问题，对此需要运用质量管理工具开展更加深入的分析。

（2）质量：提高服务质量和办事效率是提升管理效能不可或缺的两个方面，后者可以通过简化流程、强调专注等手段加以改进，前者则有赖于职能部门专业能力的增强。

在办理事项的过程中，“态度生硬”、“不耐烦”或“遗忘”等现象的背后往往存在着职能部门办事人员对相关业务不熟悉或理解出现偏差等问题，否则双方的沟通不至于不顺畅、不坦诚。而办事人员处理具体事项时不限于手续办理，还关注机构具体方案存在的问题，或关心该流程之外事务的处理，这并非“难办事”或“推诿搪塞”，反而表明其专业素质可能较高，相关事项处理的质量或许会更好。

3. 原因分析 以结果为导向，分析效率、质量两个主要指标，可以评判相关组织体系运行的总体状况。而两方面不足之处的原因查找，则需要使用“人机料法环”、鱼骨图、柏拉图等质量分析工具，逐例解析具体事项并行统计分析之后才能完成。

需要强调的是，评判组织体系运行状况绝对不是培训机构的主要工作，但培训机构也不可对其毫不关心。构建高效率、高质量的组织管理体系是打造学习型医院的具体工作内容之一，更是医院技能培训机构建设发展行稳致远的依托所在。

（二）体系运行优化的要点

研判组织体系的运行状况，发现其中存在的问题，并给出解决问题的策略，这是培训机构领导力建设的基本要求。在医院的组织体系内，如果机构开展工作常常磕磕绊绊，则其管理者的影响力、决断力、组织力和凝聚力等必然会受影响，此时就需要思考组织体系运行优化的问题，其要点如下。

1. 树立正确的思想观念 不树立正确的思想观念，就无法形成鲜明的立场，就难以从根本上解决问题。在思想观念上，培训机构最易发生的错误是将管理组织架构等同于体系运行效能，认为管理组织架构是由医院设置的，体系运行效能出现问题须由医院解决，机构对此无能为力。事实上，体系运行效能并不等同于管理组织架构，体系运行效能的提升与培训机构也并非没有关联。对待培训相关组织体系的运行优化，需要树立以下的基本观念。

（1）医院技能培训机构与有关管理部门共同组成了医院技能培训的组织体系，医院技能培训机构体系化建设不能忽略相关管理部门的建设，两者不可分割。

（2）组织架构是有形的，体系运行是无形的。在既有组织架构的支撑下，体系运行的效能是否得到了充分释放，既取决于管理部门，也取决于生产部门（如培训机构），因为后者是体系运转的启动因子和磨合剂。

（3）推动组织体系运行优化的目的，不是为了“办事方便”，而是为了方便地“办成好事”。简而言之，就是培训机构不可随性提出需求，更不可提不合理的需求，其所提工作需求必须经过仔细论证，确保具备科学性与关键性，而让这些需求得到满足才是优化组织体系的根本目的。

2. 建立运行的基本流程　在组织体系内处理事务需要遵循规范的流程，但规范的流程并非唯一。医院技能培训机构处理事务，可采用报告给归口管理部门（如教培部、科教科等），再由其推动的模式，也可采用直接报请具体管理部门处置的扁平化管理模式，而后者无疑更适合于医院技能培训业务的建设发展，可确定为相关组织体系运行的基本流程。

3. 切实做好有效的沟通　培训机构建设工作的顺利推进，离不开上上下下及时、充分、顺畅的沟通。在与各级人员沟通的时候，都要力求展示一心谋事、全身投入培训事业的精神状态，体现换位思考、充分理解对方和医院的意识修养。在交流沟通工作的安排上，不仅要考虑少数人面对面方式的交流，还要重视“机构建设与管理委员会”例会、年度计划与年终总结报告会、大项工作相关会议等集体性质的交流。在交流沟通的行为上，要注意养成态度谦逊、专心倾听、言简意赅、有趣轻松的风格。此外，在落实上级指示时，务必要做到准确、及时地传达到基层。唯有持之以恒地做好从上到下的全方位有效沟通，才能争取让更多的人熟悉培训业务，关心培训机构，使之成为多数人共同的事业。

4. 起步阶段要主动适应　培训机构建设起步阶段，大家对相关业务都不太熟悉，可事务却往往多而集中，此时，组织体系内各部门和人员都要强调适应，切不可过分强调自我。作为培训机构的成员，一定要坚信医院既有组织架构设计的科学性和合理性，遇到问题时要多从自身查找原因，力争让培训机构这个新的组织尽快融入医院组织架构体系之中。

5. 发展阶段要积极作为　培训机构壮大之后，新的业务将不断涌现，机构对活动空间的需求会越发增高。例如，高水平机构的内部可能需要建立研究室之类的次级组织，外部可能需要建立多种性质的分中心机构，面对这些因机构壮大而萌生的新需求，培训机构必须精心设计相应的组织方案，明确、精准地提出需求，积极与医院领导进行沟通，主动与其他部门进行协调，大胆推动相关管理组织体系的创新，用体制机制的创新引领培训机构的持续进步。

6. 解决难题要善谋善为　不管如何预防，培训机构在成长的各个阶段也还是会遇到这样那样的体系运行问题，毕竟权力在部门，用权在个人，再好的体制机制都要依靠人的优秀执行力才能得以体现。因此，如果处理某类具体事务总是反复遇到“不作为”之类的人为障碍，培训机构就要懂得绕道而行，如果无道可绕，就要思考另辟蹊径，如果仍旧难行，就要站在机构生存发展的立场迎难而上，善谋善为，努力排除障碍。

第四节　加强培训机构制度管理

制度是要求大家共同遵守的办事规程或行动准则，没有好的制度，就没有好的执行。对于医院技能培训机构而言，建立完善的制度体系并遵照制度高效率办事，是提高其组织管理能力的基本要求。关于培训机构制度体系的建设，本书已经给出了大量具体的陈述，本节内容仅就制度的管理进行简要讨论。

一、机构制度的分类管理

与医院技能培训机构相关的制度名目繁多，这些制度可以按照制定者的层级区分为医院制度、机构制度两大类，也可以不分层级纵向大致划分为人员管理、条件设备保障和业务建设谋划三类。后一种分类方法沿用了本节医院篇按照运行保障、动力供给、规范约束三个类别有序规划管理机制的思路，由此分类（编号）汇总各项制度，可能更具实用价值。

（一）人员管理类

人员管理类制度包括组织与岗位设置及其职责、人员配置与遴选及其职责、工作机制与要求、绩效分配、奖惩制度等许多内容，本书尽管没有系统地阐述这些制度，但核心内容均有涉及，医院及其技能培训机构可据此加以完善，从而形成各自的人员管理制度体系。

（二）条件设备保障类

条件设备保障类制度包括基本条件建设与设备购置、活动经费保障、设备使用与维护、耗材管理、工作安全等许多具体的规定，其中有些制度可能并非专门为培训机构制订，但按照制度管理的要求，培训机构必须将其收集齐全。

（三）业务建设谋划类

业务建设谋划类制度包括各种规划、计划、内训方案，以及重要业务会议纪要等各种类型的材料，这些材料的格式也许多种多样，但都带有规定办事规程或行动准则的性质，对待这些制度，培训机构必须高度重视，及时收集汇总。

二、机构制度的有效执行

汇总、分类相关制度的目的不是为了应付检查，而是为了促进制度落地，让制度出效益，为此培训机构需要重视以下三个方面的工作。

（一）加强学习

相关文件、制度的学习，一定要系统、深入读原文，学习时要注重理解其出台的背景、目的和关键点，要紧密结合实际工作分析其科学性和操作要点，努力让制度活起来。

（二）善于总结

汇总与学习制度的本身并非目的，用对用好制度才是根本，因此培训机构在认真学习文件制度原文的基础上，有必要对其进行总结，甚至编成《办事要点》或《工作手册》之类的简明资料，同时要将发现的问题及时记录下来，以便于医院或机构开展制度完善工作。

（三）准确执行

制度具有刚性，一经出台就要严格执行。好的制度往往是严管与厚爱并存，约束与激励并举，执行这些制度一定要力求准确，切不可选择性执行，更不可乱执行。

三、机构制度的清理完善

清理完善培训机构相关制度是一项长期性的工作，在培训机构建设发展的每一个关键阶段都有必要集中开展一次清理完善活动，以为机构后续跨越发展提供更加充足的动力。清理完善培训机构相关制度需要注意以下几点。

1. 立足于培训机构建设发展需求建章立制　虽然同为医院的业务部门，但是医院技能培训机构的工作性质和要求不同于临床科室，其决策的引导与制约，以及与人、财、物相关的各项活动均需要制订专门准则和制度，而这些准则和制度既要体现协调、灵活、高效，又要强调前瞻性和长期稳定性，因此很有必要立足于培训机构的建设发展需求，本着该立就立的原则，认真开展相关规章制度的清理完善工作。

2. 以制度体系化建设为目标不断完善制度　建章立制初期，容易出现制度的数量太多，彼此条块分割又割舍不清的问题，难以体现制度的系统性要求。解决该问题的要点：一是要强化顶层设计，参照本书医院篇规划管理机制的思路开展制度建设工作；二是要重视制度的学习总结工作，从中发现问题，再通过制度废改立工作，能删就删，能并就并，以弥补原制度的体系化缺陷。

3. 转变观念，主动作为，积极推动制度的完善　与培训机构相关的规章制度大多数由医院制订，少部分为内部制订，但不管哪个层级制订的制度，其目的都是为了借助于约束或激励等手段服务于培训机构的建设发展。因此，作为相关制度最主要的服务对象，培训机构不能对其中可能存在的严重问题视而不见，而是要增强完善相关规章制度的意识，积极主动地推动其修订完善工作。

4. 重视实践检验，避免本本主义　本本主义是主观主义的一种表现形式，一般是指不分析事物的变化、发展，不研究事物矛盾的特殊性，一味生搬硬套现有原则、概念来处理问题，表现为理论与实践分离，主观与客观脱离，轻视实践，轻视感性认识，夸大理性认识等现象。本本主义问题，在培训机构建设初期比较容易发生，但随着培训机构实际工作的展开，相关问题会随着实践的检验而暴露出来，此时培训机构就有责任客观真实地分析这些问题，汇总形成成熟完整的意见后再向上提交。

5. 重视制度执行，避免形式主义 形式主义通常是指光看事物表象而不分析其本质的思想方法和工作作风，它违背了内容决定形式、形式为内容服务、内容与形式相统一的科学原理，容易导致形式与内容脱节、形式决定内容、形式阻碍实际工作开展等后果。制订培训机构相关规章制度时，除了各项规划、3～5年工作计划、大项工作方案等，其他操作规范类的规章制度都要力求言简意赅，突出可执行性，而不必过于强调格式或追求制衡。

四、教学实验室基本（上墙）制度示例

（一）实验室工作总则

1. 实验室是教师和学生进行教学实验和科研实验的场所，一般不作他用。

2. 进入实验室的一切人员，必须遵守实验室的各项规章制度，爱护公物，保持室内安静，严禁吸烟、吃东西、乱抛纸屑杂物、随地吐痰、做饭、住宿，严禁大声喧哗、打闹。

3. 实验室的仪器设备物品，应由专人保管，登记建账、卡，实行管理责任制，做到账、卡、物相符。严禁随意搬动、拆卸改装。对违反规定，造成事故者要追究责任。仪器设备需报废时，按有关规定办理。

4. 各实验室实行岗位责任制，实验室仪器设备按规定存放，整洁有序，便于检查使用；必须注意防尘、防潮、防震、防冻等。实验室不允许存放与实验无关的物资，更不允许存放私人物品。

5. 实验器械、设备、工具一般不得外借，如科室需要借用，须经××科批准，管理人员办好手续，方可外借，用完后要及时归还。

6. 实验室工作人员，应做好实验前准备工作，实验仪器设备按操作规程正确使用，如出现损坏、遗失的情况，要立即查明原因，同时上报教务科，视情节轻重按有关规定赔偿。

7. 有毒、易燃、易爆药品使用时，严格执行审批手续，限制使用数量。实验后的废渣、废液，要倒在废渣箱和废液缸中，不允许随便倾倒入水池中。

8. 做好安全生产、文明实验，实验结束后，实验室工作人员要认真检查门、窗、水、电及室内物品，杜绝隐患，确保实验室安全。

（二）教师职责

1. 教师要为人师表，以学生为本，把传授知识、培养能力、提高素质贯穿到教学中，充分调动学生的主动性和积极性。

2. 认真完成实验教学工作。

（1）实验前认真备课，熟悉实验所需设备及物品，提前做好准备工作，布置好分组情况。

（2）参与实验课管理全过程，实验中要勤于巡视、指导、回答学生提问；实验后督促学生做好器械洗涤、实验室整理，检查设备，完成实验室使用登记并签字。

（3）自觉遵守教学规范。实验教师在工作时间内不得擅离岗位，上课时间一律关闭手机，及时组织学生进行实验总结讨论，认真批阅实验报告，科学评定实验成绩。

3. 严格执行实验室物品损坏赔偿制度。对学生及教师因责任事故造成物品损坏的，应按规定比例赔偿，由实验室负责人签署赔偿意见，上交医院财务科。

4. 有教学改革与科研实验的教师要认真钻研实验理论，提高实验技术水平，进行实验教学改革，改进实验装置，设计新的实验，自己动手制作教具，研究实验室管理理论，提高管理水平。

（三）学生实验守则

1. 学生要讲文明、懂礼貌，进实验室必须保持安静，不高声谈笑，不随地吐痰，不乱抛纸屑杂物，保持实验室安静整洁。

2. 遵守教学秩序，实验课须穿工作服，严禁穿拖鞋、背心、短裤或过于暴露的服装及奇装异服进入实验室，严禁在实验过程中使用手机等影响正常教学的设备。

3. 遵守教学纪律，课前认真预习，上课不迟到早退，服从教师安排，按时交实验报告。

4. 注意安全，遵守实验室有关操作规程，节约水、电、材料，遇到事故应立即切断电源、火源，并向指导教师报告，采取紧急措施。

5. 按指定位置做实验，不允许动用与本次实验无关的其他仪器设备、器皿等，不得进入与实验无关的场所。

6. 实验完毕，须经指导教师检查仪器、器械、物品归位情况，做好实验室卫生方可离开实验室。

7. 对实验室的所有仪器、器械、物品必须爱护，如发现损坏，要及时报告，查明原因。凡属违反操作规程导致设备损坏的，要照章赔偿。

8. 学生进入开放实验室做自行设计的实验时，应事先和有关实验室联系，报告实验目的、内容和所需实验仪器、材料，经教务科同意后方可开展。

（四）安全与环境管理制度

1. 实验室安全与环境工作实行岗位责任制，各实验室安全由教学管理人员担任，落实定期与不定期的实验室安全卫生检查工作，并做好检查记录。

2. 实验室设备和物品的存放须遵循安全、科学、规范、整洁、有序的原则。

3. 保持实验室内环境整洁，走廊畅通，严禁吸烟、明火取暖，消防器材性能完好。易燃、易爆物品按规定设专用库房存放。

4. 实验室管理人员应对不遵守操作规程，又不听劝告或制止者，责令其停止实验，对违章操作造成事故者须追究责任。

5. 实验完毕，管理人员应当清点物品，不允许动用与本次实验无关的其他仪器设备，关好门窗、水龙头，切断电源，进行安全检查，清理场地。

6. 违章操作，忽视安全而造成火灾、被盗、污染、中毒、人身伤害和大型设备损坏等重大事故，要保护好现场，采取紧急措施，立即上报相关部门。

（五）仪器设备损坏、丢失赔偿制度

1. 全体师生都必须自觉地爱护仪器设备，切实防止仪器的损坏和丢失。

2. 严格执行仪器损坏报告制度，违反仪器设备操作规程、工作不认真或失职造成仪器设备损坏者，赔偿仪器设备损坏值的50%～100%。

3. 正确的实验操作过程中，属于正常损耗或因仪器质量原因发生的损坏，不做赔偿。操作不当损坏的仪器，经检查修复后，按半价赔偿；仪器报废时，按规定的价格进行赔偿。

4. 各实验室负责人要定期清点、维护仪器设备，贵重物品受到损坏必须及时向××科写出书面汇报。

5. 学生在实验中，仪器损坏后不向任课教师汇报的，经调查核实后，按价格的两倍赔偿；仪器受到损坏，找不出责任人时，按规定由实验小组全体人员集体进行赔偿。

6. 实验教师在使用仪器时，若有丢失或损坏的现象，按规定进行赔偿。由于管理人员管理不善造成仪器生锈、失效、丢失者，由管理人员照价赔偿。

第五节 重视塑造机构团队精神

不同培训机构的内部可能呈现完全不一样的文化氛围，或融洽或杂乱，或拼搏上进或得过且过，其差异根源在于机构是否形成了团队精神，以及形成了怎样的团队精神。团队精神是团队整体的价值观、信念和奋斗意识，是团队文化的内核。团队精神可在团队文化的滋养下慢慢形成，也可以经过设计打造更快定型。

医院技能培训机构建设的过程，也是其团队文化建设和团队精神塑造的过程，而且机构建设起步阶段所呈现文化氛围和精神风貌的影响会非常持久。对此，机构主任要有充分的认识，并采取必要的举措，且这些举措绝不能浮于表面，也不需要像其他具体工作制度那样写成文字。就医院技能培训机构而言，其营造健康

团队文化，塑造高贵团队精神的工作必须融入课程建设、师资培养、技能培训、日常管理等工作中，体现在具体实在的行动上，因为塑造团队精神的工作本质是从深层次改变人，而想要改变人就需要循序渐进，由事及人，直至打动人心。对不同医院的技能培训机构来说，其规划目标可能有别，但塑造团队精神的主要工作大同小异。

一、理解医院技能培训业务的价值，凝聚共识

思想共识是团队精神的基石，是集体力量的源泉。医院技能培训机构是由一群岗位不同甚至工种各异的员工所组成，让大家凝聚思想共识需要注意以下三点。

（一）站对角度，去理解价值

站在不同的角度，可以看到医院开展技能培训业务不一样的价值。为了塑造团队精神，培训机构需要站在普通成员个体利益的角度，而不是医院、医疗行业甚至全社会发展利益的角度去理解其价值。只有在机构个体的利益得到了充分体现，而个体利益与机构整体利益又高度一致时，这样的价值理解才可能成为培训机构的集体共识。

（二）明确内容，让价值体现具体化

职业价值本就不是一个抽象的概念，想要凝练共同的职业价值观，则更加需要将其具体化，然后才能够加以塑造。将职业价值世俗化地称为“职业利益”，有助于对该概念具体内涵的理解。分析从事医院技能培训职业的价值或利益，可以得出诸多结论，而以下两项具体内容很有必要获得培训机构的集体认同。

1. 获得成为医院技术精英的机会　医院工作者成百上千万，其平台或高或低，技术或强或弱，但能够更上一层楼成为所在单位精英者毕竟是少数。加入培训机构，意味着个人成长的内外压力及动力在同步增强，意味着个人学习技术的方法将极大地改变，也意味着个人技术学习机会会显著增多。虽然加入培训机构后，并非每个成员都能成长为医院技术精英，但至少获得了成为医院技术精英的机会，个人技术水平也一定能因此获得提升。

2. 获取赢得同行尊重的机遇　赢得同行尊重，光靠精湛的技术还不够；拥有精湛技术，的确会令人羡慕，但这并不等于受人尊重。例如，顶级医院的知名专家，会吸引许多同行慕名前来求学，但如果他不关爱求学者，不愿意传道授业，那他并不一定能够赢得求学者的尊重。须知，从事培训职业就意味着必须付出真心、挥洒汗水，而这也正是让自己努力变得高尚，赢得同行尊重的机遇。

（三）采取举措，促进共识的达成与落地

不管是努力成为精英，还是赢得同行尊重，这些利益化的具体想法都并无不

妥，因为这是奉献与获取的平衡，也是机构发展所在，社会进步所需。有鉴于此，培训机构就有必要采取具体措施，促进上述想法成为机构的集体共识，令其可以发挥指导实践的作用。

1. 促进共识形成，汇聚集体力量 将个人利益观上升为集体价值观，离不开各种形式、不同规模的思想统一工作，如组织谈心谈话、思想交流会、医学史学习活动、邀请德高望重专家现身说法等。当成为精英、赢得尊重等职业利益观念转变成了培训机构的集体共识，这些观念将会获得升华，直至成为高尚的信仰，从而汇聚出推动培训业务发展的巨大力量，而这也是医院技能培训机构应有的精神。正如德国哲学家雅斯贝尔斯的观点：教育必须有信仰，没有信仰就不成其为教育，而只是教学的技术而已。

2. 注重结合实践，不断强化共识 达成集体共识，再影响集体行为，这是一个渐进演变的过程。如果希望加快其进程，增强其影响力，就必须更多地关注实践，在实践中不断强化共识，如组织培训工作反思会、工作进展座谈会、互帮互学活动等。这些活动的形式并无创新，但在注入了机构集体价值观教育的内容之后，其成效将会显著不同。

二、统筹个人职业发展的目标道路，努力拼搏

培训机构成员数量众多，来源广泛，能否将这一群人打造成互助互利、团结一致，为统一的目标和道路而坚毅奋斗的团队，主要取决于培训机构有无明确的建设目标和清晰的规划方案，是否对机构成员个体职业发展目标道路进行了充分的了解和正确的引导，而检验培训机构团队打造成效的最重要指标，就是查看机构成员个体是否能够在其工作岗位上安心工作、努力拼搏。

（一）理顺个人成长与机构发展的目标道路

梳理个人成长的目标道路，需要在机构成员达成职业价值观共识之后进行，这是一个先有思想转变，再有认识转变的过程。为了帮助大家顺利实现认识上的转变，培训机构一方面要组织大家认真学习培训机构建设发展规划方案、机构建设3～5年工作计划、机构建设年度工作目标及机构建设大项工作方案等文件，另一方面要强调在学习过程中同时开展个人能力及成长需求客观分析的要求。只有理清了个人成长与机构发展的目标道路，才可能对个人成长的目标道路做出适当的调整，努力做到两者相容相顺。

在制订个人成长目标道路时，必须尊重个体之间的差异，努力做到求同存异。具体而言，就是要允许不同个体制订不同的成长目标，但目标方向及其道路必须与机构保持一致。毕竟，机构成员个体之间存在着工作性质、现实能力、发展潜力及性格气质等方面的差异，而塑造团队精神并不要求团队个体属性雷同或牺牲

自我，相反，保持个性、各有所长更有利于机构成员之间的相互协作，更有利于大家在协作完成共同任务目标时迸发出更加强大的内心动力。

（二）激励机构成员在具体工作中努力拼搏

达成了共同的价值观，校准了成长目标和道路，之后机构所要做的就是大力营造互相激励、共同拼搏的工作氛围，而且其结果导向不仅要强调个人业绩，更要强调团队整体业绩。作为机构的成员，需要明白个人业绩再大也大不过团队整体业绩，当个人离开了团队，团队力量会被削弱，但个人所受损失必然更大，甚至会因为离开培训行业而失去其依附于培训教师职业岗位的所有价值。

当然，营造互相激励、努力拼搏的工作氛围不能空喊口号、流于形式，它必须成为能为全员接受，约束自我、要求他人的工作标准，必须是实实在在、可感可知的工作表现。体现在日常工作的细节上，就是在培训业务上的标准要高一点，思考要细一点，耐心要足一点，流汗要多一点，进度要快一点。

三、善于用生动案例培养团队气质，铸就精神

价值观是个人对客观事物（包括人、物、事）及对自己的行为结果的意义、作用、效果和重要性的总看法。当培训机构成员对其岗位价值及达成目标道路的理解有了基本共识，并对机构实际工作产生了一定的促进效果，就意味着培训机构的集体价值观正在形成，但这距离团队精神塑造还有很大的差距。

所谓团队精神，就是大局意识、协作精神和服务精神的集中体现，其核心是协同，最高境界是团队成员在个体利益和整体利益高度统一之后人人一条心、拧成一股劲，展现出忘我奋斗的集体精神风貌。团队精神的形成离不开成员的良好心态和奉献精神，更离不开团队健康文化的长期熏陶，以及有意识的提炼打造。毫无疑问，上述要求不可能通过空洞的说教实现，只能通过实实在在的工作表现，同时积极利用生动案例的影响力，才能够走完走好由文化到气质，由气质到精神的建设之路，其要点如下。

（一）固化思想认识与良好行为

1. 珍视个人与团队具体工作业绩，团结向上　培训机构的发展壮大总是由点点滴滴的成长进步汇聚而成，从个人到小组，从小组到机构，方方面面的点滴进步都值得培训机构去肯定和分析。肯定成绩，有利于固化良好的工作行为，使之演变成机构工作的习惯；分析成绩，有利于固化正确的思想认识，促使良好工作行为在更大范围内发挥示范效应。

肯定成绩需要讲究方式，可以是当面或口头会议，也可以是书面板报或简报。分析成绩也需要讲究方法，可以由当事人介绍，也可以请第三者给予评价。但是，肯定成绩决不能为夸而夸，分析成绩更是要做到系统、实在、客观，令人心服口

服，而更重要的是在肯定与分析成绩时切莫忽视机构及其他成员的贡献，而仅仅强调被肯定者个人的努力。

对于个人及团队取得的显著成绩，培训机构内部首先要做到人人知晓，再力求机构全员引以为傲。在越来越多的成绩激励下，培训机构就会慢慢地习惯于成功，最终由成功走入辉煌。

2. 汲取个人与团队失败案例教训，奋发图强 有成功，就难免有失败。成功可以激励团队，失败时也要善于鼓舞团队。激励也好，鼓舞也罢，关键是要做的实实在在、客观系统，这是培养机构成员谦虚、自尊健康心态的基本要求，由此才可能真正做到胜不骄、败不馁。

就事论事，客观、务实地分析失败，还能够带给机构员工心理上的安全感、依靠感和使命感，进而增强机构的凝聚力、同心力，激发成员的主动性、创造性，这是促进机构全员吸取教训奋发图强，最终迈向更大成功的管理举措。

（二）促进气质养成与精神升华

1. 积极开展机构外部交流，提升格局 前述塑造团队精神的具体工作，大多限制于培训机构的内部，可以算作修炼内功。但是，建设医院技能培训机构的目的是引领医院发展，促进医疗和医学教育行业进步，所以培训机构必须积极开展对外交流与展示工作。

走出机构，广泛交流，既能够增进学识，拓宽视野，也能够通过比较而更好地认识自我。通过不断的比较、学习，培训机构主任和成员的格局、勇气和能力都有可能被提升至更高的层次，也有可能让培训机构群体产生气质性的变化。

2. 重视各式各样总结工作，凝练精神 机构精神需要培育，但必须植根于实践才可能养成。机构精神需要提炼，但也同样必须深入机构实际工作，才可能找到过去和现在取得成功的核心原因。至于机构精神如何表达，则还需要考虑机构未来规划建设的需求，同时符合高度概括、富有个性等基本要求。

机构精神凝练建立在机构建设发展长期实践的基础之上，因此机构精神提炼与表达不需要被当作专项工作或在固定限期内完成，更没有理由聘请第三方组织实施。事实上，培训机构许多日常工作都包含着机构精神提炼与表达的元素，例如，制订重要计划、申请重大项目、撰写总结报告、组织全员性活动及拍摄宣传片等工作就可能涉及与机构精神相关的内容，其中的表述可能是吃苦耐劳或快乐创造，攻坚克难或追求创新，勇攀高峰或无私奉献等，诸如此类的刻画如果能够获得机构成员、医院员工或业内同行的广泛认同，并且与机构现在及未来的发展需求相吻合，就可能经过逐步深入的提炼，最终铸造为机构精神，由此持久发挥影响员工行为、推动培训机构进步的核心作用。

本 章 小 结

本章围绕培训机构日常组织管理，讨论了提升领导力、增强计划性、完善组织体系、加强制度管理和塑造团队精神五个方面内容，给出了重要性分析，以及标准、要点、途径、举措等的具体意见建议，旨在增强其对实际工作的指导作用。

人是一切工作的决定性要素。人有可塑性、多面性，在团队中需要被理解、引领、监管和扶持。在贯彻培训机构规划设计理念、落实具体建设方案的过程中，必须立足于团队建设，循序渐进地做好机构成员思想认识、行为方式的转变、调整和激励工作，让培训机构在润物无声、调控无痕的渗透式组织管理之下形成全员共同的价值观念与行为准则，不断提高运行效率与效果，并最终凝练出高尚、独特的培训机构精神，从而率先建成医院内部的学习型组织，并在学习型医院建成进程中发挥核心引领作用。